Alternative Krebstherapie in der Tierheilkunde

Impressum

Alternative Krebstherapie in der Tierheilkunde
© 2020 Lachmann, Janine
Herstellung und Verlag: BoD - Books on Demand, Norderstedt
ISBN: 9783751981835

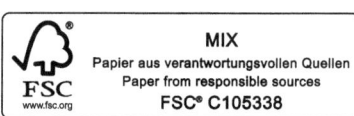
MIX
Papier aus verantwortungsvollen Quellen
Paper from responsible sources
FSC® C105338
FSC
www.fsc.org

Inhalt

Alternative Krebstherapie

Ein krankes Tier ist mit seelischen und teilweise auch gesundheitlichen Folgen für den Besitzer verbunden. Sie leiden buchstäblich mit Ihrem Haustier, denn dieses spielt eine große Rolle in Ihrem Leben. Stress, Ängste, Depressionen und die ständige Sorge, wie es dem vierbeinigen Freund gerade geht, belasten auch Sie als Besitzer übermäßig. Ich möchte Ihnen mit diesem Ratgeber zeigen, dass es mehr gibt als nur die schulmedizinische Behandlungsvariante. Eine alternative Krebs-therapie kann Ihnen und Ihrem Haustier helfen. Ob begleitend zur Chemotherapie, nach einer Operation oder allein, mein Ziel ist es Ihnen die Optionen aufzuzeigen und gemeinsam mit Ihnen herauszufinden, welche Hilfe es für Ihr Haustier gibt.

Die Emotionen, die bange Frage nach dem "Was nun" und der Wechsel zwischen Angst, Verzweiflung und Hoffnung stellen eine förmliche Gefühlsachterbahn dar. Für Sie fühlt es sich ähnlich an, als würden Sie die Pflege eines Angehörigen übernehmen, denn nichts Anderes ist Ihr Tier für Sie. Es ist eben nicht "nur" ein Hund, sondern ein Familienmitglied, ein Lebewesen was Ihnen am Herzen liegt und dessen Leid Sie nach Möglichkeit mindern möchten. Womöglich zeigen Freunde oder Familie in dieser schweren Situation wenig Verständnis, doch genau das brauchen Sie jetzt. Verständnis, Unterstützung und Hoffnung, dass es Ihrem Liebling besser gehen wird.

Das krebskranke Haustier

Gestern war die Welt noch in Ordnung und plötzlich schwebt die Diagnose wie ein Damoklesschwert über Ihnen: Ihr Tier hat Krebs! Natürlich leiten Sie nun alles Erdenkliche in die Wege um Ihrem Schatz die bestmögliche Therapie zukommen zu lassen. Doch was, wenn Sie alle schul-medizinischen Behandlungsmethoden ausprobiert haben und nichts hilft? Sie als Tierbesitzer spüren, wenn Ihr vierbeiniger Freund noch bereit ist zu kämpfen und sich gegen den Feind - Krebs - stellen möchte. Es lohnt sich über den Tellerrand zu schauen und alternativen Therapie-methoden eine Chance zu geben. Mistelpräparate kommen in der Humanmedizin schon seit mehr als 100 Jahren zum Einsatz und zahlreiche Studien zur Misteltherapie in der Tierheilkunde belegen den Nutzen.

Ob als alleinige Therapie oder als Ergänzung zur Schulmedizin - mit einer Misteltherapie unterstützen Sie den Heilungsprozess oder können Ihrem Tier auf palliative Weise noch einige schöne Stunden schenken. Auch bei aus therapierten Fällen können Sie die letzten Wochen und Monate Ihres Haustiers mit einer entsprechenden Naturtherapie deutlich verbessern. Eingesetzt wird die Mistel in der Tierheilkunde im Übrigen auch zur Verhinderung eines Rückfalls bei einer bereits behandelten Krebserkrankung. In der Tierheilkunde ist die Misteltherapie nun mehr seit 20 Jahren immer stärker publik geworden. Immer häufiger wenden Tierheilkundler diese alternative Krebstherapie mit Erfolg an, sorgen für Linderung von Beschwerden und im besten Fall sogar für Heilung. Längst hat die Wissenschaft im Bereich der Humanmedizin Studien angestellt, die die Wirksamkeit der Pflanze belegen. Selbst schulmedizinisch tätige Onkologen behandeln ihre Patienten ergänzend oder palliativ mit Misteln, um die Lebensqualität des Patienten möglichst lange aufrecht zu erhalten.

Die wirksame Kombinationstherapie aus der Alternativmedizin

Über alternative Medizin schüttelt manch einer den Kopf, der nächste schwört darauf. Tatsächlich gibt es wissenschaftlich belegte Studien, die die Wirksamkeit alternativer Behandlungsmethoden belegen. Somit ist der Mythos der wirkungslosen Naturheilkunde längst widerlegt.

Erfolgsversprechend ist oft eine Kombination aus Schul- und Naturmedizin, doch auch die Kombination verschiedener Naturheilverfahren kann sehr wirksam sein. Im Falle einer Krebserkrankung bei Ihrem Haustier sind Sie keineswegs machtlos! Sie können mit einer geschickten Kombination verschiedener Heilkünste dafür sorgen, dass die scheinbar aus therapierte Tumorerkrankung doch noch unter Kontrolle gebracht werden kann.

Ein Therapieerfolg muss nicht zwingend die vollständige Heilung bedeuten. Die irdische Lebenszeit eines jeden Lebewesens ist begrenzt. Doch in der Philosophie kommt es weniger auf die Anzahl der gelebten Jahre, als viel mehr auf die Qualität der gelebten Jahre an. So ist die alternative Krebstherapie nicht zwingend darauf ausgelegt den Feind - den Tumor - vollständig zu entfernen, sondern Ihrem Haustier ein schönes Lebens zu schenken, das, was Sie sich ebenfalls für Ihren tierischen besten Freund wünschen.

Heilung bedeutet nicht immer nur Entfernung einer Krankheit, sondern auch Verständnis für diese Krankheit. Mit Hilfe der Ursachenforschung und dem Verständnis für die Entstehung einer Krankheit wie Krebs schafft es die alternative Krebstherapie sehr oft die Selbstheilung des Körpers zu aktivieren und aus den Fugen geratene Energiebalancen wieder in den Fluss zu bringen. Sind die Schemata einer entstandenen Krebserkrankung bei Ihrem Haustier bekannt, lässt sich mit Hilfe von alternativen Behandlungsansätzen oft auch einem Rezidiv vorbeugen.

Jeder Körper hat ein sogenanntes Schmerzgedächtnis. Dieses Gedächtnis ist jedoch viel weitreichender, was sich insbesondere im Bereich der Akupunktur zeigt. Durch Behandlungen mittels Aku-punkturnadeln können die Heilungsfunktionen des Körpers von Ihrem Haustier wieder aktiviert werden. Der Körper "lernt" sich gegen Bedrohungen wie Krebszellen zur Wehr zu setzen.

Alternative Krebstherapie kräftigt und stärkt, gegen einen kraftstrotzenden Körper haben Krebszellen einen deutlich schwierigeren Kampf zu führen, als gegen einen geschwächten, leidenden Körper. Die alternative Krebstherapie kann Ihr Haustier kräftigen und stärken und ihm damit die Möglichkeit geben, mit deutlich vermehrter Energie gegen den Krebs zu kämpfen.

Das Wirkprinzip der Homöopathie

"Homöopathie ist Humbug" - einer der am häufigsten genannten Sätze, wenn Sie einen eingefleischten Schulmediziner nach seiner Meinung fragen. Vielleicht haben auch Sie sich noch nie mit diesem Thema auseinandergesetzt und suchen nun aber nach Hoffnung. Doch um zu verstehen, warum Homöopathie Ihrem Tier helfen kann, müssen Sie die Grundlagen dieses Verfahrens kennenlernen. Vermutlich kennen Sie das Grundprinzip:

"Ähnliches mit Ähnlichem therapieren"

Doch ganz so einfach ist es nicht, Homöopathie bei Mensch und Tier ist ein hochkomplexes Themenfeld, welches sich aus vielen Bestandteilen zusammensetzt.

Die Entstehung von Krankheiten aus homöopathischer Sicht

Jedes Lebewesen, ob Pflanze, Tier oder Mensch, befindet sich in einer harmonischen Ordnung. Diese besteht aus einem sozialen, körperlichen und geistigen Gleichgewicht. Sind alle Bestandteile dieser Ordnung intakt, ist das Lebewesen gesund. Kommt es zu Ausfällen, sind Tier oder Mensch krank. Während der Fokus der Schulmedizin darauf liegt, Symptome und Erkrankungen möglichst schnell zu behandeln, setzt die Homöopathie einen anderen Fokus. Hier wird nicht nur nach Symptomen geforscht, sondern auch versucht die Lebenskraft zu aktivieren und die innere Balance wieder herzustellen. Ihr Tier fühlt sich durch seine Erkrankung schwach, weniger aktiv, müde. Das Ziel der Homöopathie ist es nicht ausschließlich Symptome zu therapieren, sondern die Selbstheilungskräfte und die Energie zu erwecken.

"Similia similibus curentur - die Heilung von Ähnlichem mit Ähnlichem"

Wenn Sie sich schon einmal mit dem Thema Homöopathie befasst haben, werden Sie diesen Leitsatz kennen. Samuel Hahnemann gilt als Begründer der Homöopathie und hat in unzähligen Selbstversuchen genau diese Heilungsmethoden erkundet. Am bekanntesten ist sein Versuch mit Chinarinde. Er nahm diese über einen längeren Zeitraum ein und entwickelte Symptome wie ein Malariapatient. Seine Schlussfolgerung daraufhin war, dass Chinarinde - hochpotenziert - ein Heilmittel gegen Malaria sein könnte.

Merksatz: Ein Arzneimittel kann hochdosiert zu Krankheitssymptomen führen, selbige Symptome in starker Verdünnung heilen.

Homöopathie in verschiedenen Potenzen

Durch Potenzierung kräftigen ist das Motto der Homöopathie. Ein Wirkstoff gewinnt an Heilkraft, wenn seine Grundsubstanz weiter verdünnt wird. Natürlich wird hier nach einem festen Schema gearbeitet. Hersteller homöopathischer Substanzen müssen sich immer nach dem Homöopathischen Arzneibuch richten, somit sind Sie bei der Behandlung auf der sicheren Seite.

Unterteilt werden homöopathische Medikamente in drei verschiedene Potenzen:

- D-Potenzen
- C- Potenzen
- LM- Potenzen

Eine **D-Potenz** wird entsprechend des Dezimalsystems verdünnt in einer Mischung von 1:10 (1= Urtinktur 10 = Lösungsmittel).

Eine **C-Potenz** wird im Maßstab 1:100 verdünnt (1 = Urtinktur 100 = Lösungsmittel).

Bei **LM-Potenzen**, die auch als Q-Potenzen bezeichnet werden, wird im Mischungsverhältnis 1:50000 verdünnt (1 = Urtinktur 50000 = Lösungsmittel). LM Potenzen sollten in der Tierheilkunde nicht als Selbstmedikation angewandt werden, denn sie gelten als die am stärksten wirksamen homöopathischen Heilmittel.

Alternative Krebstherapie mit Schwefel beginnen

Bevor eine alternative Krebstherapie begonnen wird, ist eine Ausleitung der Schadstoffe mit Schwefel (Sulfur) sehr hilfreich. Häufig wird Schwefel bei Hauterkrankungen genutzt, doch es gibt weit mehr Einsatzbereiche und hier vor allem die Vorbereitung des Körpers auf die nachfolgende alternative Krebstherapie.

Schwefel hat in der alternativen Tierheilkunde einen hohen Stellenwert, auch in der Humanmedizin wird Sulfur von Alternativmedizinern genutzt. Herausragend ist nicht nur die Heilkraft bei Hautleiden, sondern auch die umstimmende Wirkung.

Schwefel zeigt im Bereich der Haut, der Niere und der Leber die stärkste Wirksamkeit. Genau diese Organe sind Ablagerungsort für zahlreiche Schadstoffe. Ihr Haustier ist vermutlich schon mit zahlreichen allopathischen Kuren behandelt worden, hat kurzfristig Linderung erfahren, gilt nun aber als aus therapiert. Die alternative Tierheilkunde klärt mit einer Schwefeltherapie die Ausleitungsorgane und schafft die Voraussetzungen für eine erfolgreiche Anwendung von homöopathischen Arzneien.

Schadstoffe, die sich im Inneren der Organe abgelagert haben, sorgen für eine Belastung. Energiebahnen werden im Fluss gehindert, die Selbstheilungskräfte werden limitiert. Durch eine gezielte Ausleitung mittels Schwefel ist es möglich, den Körper für eine alternative Krebstherapie vorzubereiten und ihn zu unterstützen, sich gegen den Angriff der Krebszellen zu wehren. Ob homöopathische Arzneien, Akupunktur oder die Anwendung der Misteltherapie - in einem ausgeleiteten, gereinigten Körper haben die alternativen Behandlungsmöglichkeiten deutlich besseres Wirkpotential und die Ergebnisse für Sie und Ihr Haustier sind weit positiver. Schwefel besitzt die hilfreiche Eigenschaft die Selbstheilungsmöglichkeiten des Körpers wieder anzukurbeln und die nachfolgende Wirkung der Therapie zu verstärken.

Der Konstitutionstyp in der homöopathischen Tierheilkunde

Wenn Sie sich schon einmal mit dem Thema Homöopathie beschäftigt haben, ist Ihnen der Konstitutionstyp vielleicht ein Begriff. Ein jeder Mensch hat seinen ganz eigenen Konstitutionstypen, der in der Alternativmedizin vor Einleitung einer Behandlung ermittelt wird. Der Sinn dahinter ist, dass verschiedene Charaktere auf verschiedene Mittel unterschiedlich ansprechen. Je nach Konstitution ist ein anderes Konstitutionsmittel passend für den Charakter.

Woher leitet sich die Konstitution ab?

Der Begriff "Konstitutionstyp" stammt vom lateinischen Wort "constitutio" und bedeutet nichts anderes als "Zusammensetzung". Darunter werden die genetischen Eigenschaften eines Lebewesens verstanden, die sich im Laufe des Lebens in gesundheitlichen Schwierigkeiten und Leistungsvermögen zeigen werden. Die Konstitution umfasst sowohl den Charakter, als auch körperliche Eigenschaften. In der Konstitutionslehre befassen sich Wissenschaftler damit, ob die konstituelle Vorprägung eine Rolle bei später auftretenden Erkrankungen spielt.

Jedes Lebewesen besitzt vererbte Anlagen, die sich im Wachstum immer weiter herausbilden. Es wird ein Rahmen geschaffen in dem sich das spätere Verhalten des Tieres und die Reaktion auf äußere Einflüsse bewegt. Durch vorbestehende Krankheiten können klassische Eigenschaften des Konstitutionstypen überlagert werden.

Genese durch Krankheitsauslöser

Die alternative Krebstherapie beschäftigt sich mit einem wichtigen Thema aus der Homöopathie:

- Gesund werden durch den Krankheitsauslöser!

Homöopathie ist ein Mittel der Selbstheilung, doch um das richtige Therapeutikum zu finden, muss der Konstitutionstyp bekannt sein. Die Ermittlung funktioniert dabei ganz ähnlich wie in der Humanmedizin, es sind typische Charakteristika, die für einen Konstitutionstyp sprechen. Sie selbst wissen am besten, dass Ihr Haustier als es noch gesund war, seinen ganz individuellen Charakter hatte. Vielleicht hatten Sie schon zuvor einen Hund oder eine Katze, doch die Eigenarten waren andere, der Körperbau nicht identisch - das Tier war ein völlig anderer Konstitutionstyp.

Die häufigsten Konstitutionstypen in der Tierheilkunde

Der Phosphorus - Typ

Ein Phosphorustier erkennen Sie schon von weitem. Sie sind äußerst ästhetisch, wirken immer ein bisschen adelig und stets wie ein junger Springinsfeld, auch im höheren Alter. Phosphorustiere sind schlank, wirken zart und haben eine enorm beeindruckende Ausstrahlung.

Ihr Charakter ist sehr freundlich, sie haben einen guten Draht zu "ihrem Menschen" und sind voller Energie. Ihr hoher Lerneifer, die herausragende Intelligenz und die nie endende Freundlichkeit machen Phosphorustiere bei Besitzern so beliebt. Doch auch diese scheinbaren "Idealtiere" haben ihre Schwächen. Die Tiere neigen zur Angst, sind äußerst sensibel und spüren Verstimmungen oder Veränderungen oft sogar bevor sie aktuell werden.

Gehört Ihr Haustier zu den Phosphorustieren ist es von äußerster Neugier geprägt mit der Neigung zur Nervosität. Ihr geliebter Schatz braucht mit diesem Konstitutionstypen dringend eine ruhige Bezugsperson, die stets für die nötige Sicherheit sorgt. Wenn Tiere dieser Charakterisierung allein gelassen sind oder in Panik verfallen, neigen sie zur Zerstörung von Möbeln und Türen.

Ein Phosphorushund ist der ideale Begleiter, möchte aber nur ungern allein sein und schätzt stumpfen Drill nicht. Er ist durchaus in der Lage sich Kommandos anzueignen, aber nicht immer in der Stimmung diese auch umzusetzen.
Phosphoruspferde brauchen einen sicheren und stolzen Reiter, sie müssen geführt werden. Sie als Reiter übertragen Ihre Gefühle auf das sensible Phosphorustier.

Die Phosphoruskatze ist gleichsam ein angenehmer Begleiter, aber auch ein sehr eigenwilliger Charakter. Auf der einen Seite zeigen sich die enorme Sensibilität, die Aktivität und der Hang zum übermütigen Spiel, auf der anderen Seite neigt dieser Konstitutionstyp aber auch zu äußerst Pedanterie, nutzt die Toilette nur ein, maximal zwei mal und schätzt Wasser aus dem Napf nicht so sehr wie aus dem Hahn.

In der alternativen Tierheilkunde wird ein Phosphorustier mit seiner Konstitutionsmedikation - dem Phosphorus behandelt.

Der Calcium carbonicum - Typ

Ob Mensch oder Tier, der Calcium carbonicum Konstitutionstyp ist bereits optisch auffällig. Übergewicht, stämmiges Wachstum und eine rundliche Erscheinung charakterisieren diesen Typen. Sehr häufig haben Tiere dieses Konstitutionstyp einen dicken Bauch, einen übergroßen Kopf und sind weniger bewegungsaktiv. Der Charakter des Calcium carbonicum Tieres ist eher anspruchslos, die Tiere gelten als lieb, treu und unkompliziert. Viele Golden Retriever gehören zum Calcium carbonicum Typen. Auch wenn die Beschreibung des Charakters wenig schmeichelhaft klingen mag, ist die Bestimmung des Konstitutionstyps für die alternative Krebstherapie von hoher Wichtigkeit und ein jedes Tier hat seinen ganz individuellen Charme.

Hunde und Pferde des Konstitutionstypen Calcium carbonicum neigen zu einem durchhängenden Senkrücken. Sie wirken von außen freundlich aber leicht träge. Ärger schätzen Tiere dieses Typen nicht, sie vermeiden ihn nach Möglichkeit. Doch im Spiel kann sich auch die Sturheit einmal durchsetzen. So verteidigen Carbonicum-Hunde ihr Stöckchen oder ihren Ball sehr vehement, es kann hier teilweise sogar zu Aggressionen kommen.

Calcium carbonicum gehört zu den frierenden Konstitutionstypen. Kälte, Zugluft, Nässe schätzen die Tiere nicht. Eine Katze dieses Konstitutionstypes ist verfressen, braucht keinen Freigang und liebt einen warmen Platz an der Heizung. Calcium carbonicum ist das Mittel der Wahl um bei diesen Konstitutionstypen die Selbstheilung zu aktivieren.

Der Nux vomica – Typ

Nux vomica Konstitutionstypen kommen meist unter männlichen Tieren und Menschen vor. Dieser Typ klassifiziert sich durch eine stetige Unruhe, Reizbarkeit und Stressgefühle. Gleichzeitig gilt dieser Konstitutionstyp als sehr ehrgeizig und erlernt Tricks mit Freunde. Als Lockmittel für diverse Lektionen eignen sich Leckerlies, die gern angenommen werden.

Nux vomica Hunde zeigen ein lautes und aktives Verhalten. Besucher werden oft zu einer Herausforderung. Dieser Typ weiß in der selben Sekunde nicht, ob er sich über den Besucher freut, ob er Angst hat oder ob er sein Revier verteidigen möchte. So kommt es zu ungestümen Reaktionen, wobei Aggressivität oder gar Bissigkeit keine große Rolle spielen. Eher erinnert der Nux vomica Hund in dieser Situation an ein etwas überdrehtes, kleines Kind, was sein Verhalten von einer auf die andere Sekunde ändern kann.

Nox vomica Katzen hingegen sind kleine Raufbolde. Sie haben ein enormes Temperament bis ins hohe Alter und sind hierbei oft ungestüm. Vasen, Kerzenständer oder Bilder können bei einer Tobestunde dieses Konstitutionstypen durchaus zu Bruch gehen. Gleichwohl sind diese Katzen sehr verfressen und neigen zum Überschlingen.

Optisch sind Tiere vom Nux vomica Typen sehr muskulös und robust, ohne dabei dicklich zu wirken. Sie leiden oft unter Magen-Darm-Beschwerden, was ihres schwachen Nervengerüsts geschuldet ist. Pferde mit Koliken können sehr oft diesem Konstitutionstypen zugeordnet werden und mit Nux vomica behandelt und therapiert werden.

Der Chamomilla – Typ

Chamomillatiere haben es häufig schwer, denn sie haben ausgeprägte Charaktereigenschaften, die oft als schwierig deklariert werden. Wenn Ihr Haustier dazu neigt Menschen und Hunde auszubellen, hin und wieder auch einmal zuschnappt und generell am liebsten auf Ihrem Arm getragen werden möchte, zeigt er viele Wesenszüge eines Chamomilla Konstitutionstypen.

Charakteristisch ist in der homöopathischen Tierheilkunde die Reizbarkeit, die sich oft in unbeherrschten oder gar aggressiven Ausbrüchen zeigt. Chamomillatiere sind äußerst schmerzempfindlich, haben ein völlig überreiztes Nervensystem und sind anderen Tieren und fremden Menschen gegenüber nicht tolerant.

Ein Chamomillahund ist ein ideales Einzeltier, was eine feste Bezugsperson braucht. Revierkämpfe mit anderen Hunden machen die Teilung eines Haushalts kaum möglich. Auch die Chamomillakatze neigt zur Raserei, ist eifersüchtig und braucht ein hohes Maß an Aufmerksamkeit.

Der Lycopodium - Typ

Hunde dieses Konstitutionstyps sind sehr dominant und finden sich oft bei den sogenannten Listenhunden, allen voran bei Rottweilern. Nur mit konsequenter Erziehung kann dieser Typ gehändelt werden. Wenn sich in der Verbindung zwischen Ihnen und Ihrem Haustier ein stetiger Machtkampf anzeigt und Sie immer wieder erneut Ihre Führungsstellung deutlich machen müssen, ist Ihr Tier mit hoher Wahrscheinlichkeit ein Lycopodium Konstitutionstyp. Dieser Typ leidet häufig unter Leberbeschwerden oder auch Gallenproblemen. Übersäuerung ist charakteristisch für diesen Konstitutionstyp und das zeigt sich beim Essverhalten. Nur wenige Happen werden verzehrt, hierbei wird genau darauf geachtet, welches Futter beliebt und welches nicht.

Optisch erscheinen Tiere dieses Konstitutionstyps als sehr dünn, wirken schon in jungen Jahren alt und haben gern einen aufgeblähten Bauch. Auffälligkeiten im Fressverhalten können sein, dass Hunde sowie Katzen gern kleine Steinchen essen, an Holz knabbern und andere unverdauliche Gegenstände zu sich nehmen.

Alternative Krebstherapie mit Misteln in der Tierheilkunde

Wenn es um das Thema alternative Krebstherapie geht, steht die Mistel sowohl in der Humanmedizin, als auch in der Tierheilkunde sehr hoch im Kurs. Sicher haben auch Sie schon einmal von dieser Pflanze gehört, sich aber vielleicht nicht weiter mit ihr beschäftigt. Wenn Ihr Haustier nun als aus therapiert gilt, Sie aber diesen unerschöpflichen Lebensmut spüren und Sie ihrem Tier die Chance auf Verbesserung seiner Situation geben möchten, kann es hilfreich sein die Mistel und Ihre Wirksamkeit einmal genauer unter die Lupe zu nehmen.

Die Mistel, eine Pflanze zwischen Himmel und Erde

Viscum album - weißbeerige Mistel - hat drei Unterarten und gehört zur Familie der Sandelholzgewächse. Die Mistel ist ein Halbparasit und entnimmt ihrem Wirtsbaum, welcher für die alternative Krebstherapie ebenfalls eine Rolle spielt, Mineralsalze und Wasser, jedoch ohne ihn zu schädigen.

Die Misteltherapie und ihre Geschichte

In den letzten 100 Jahren hat die Mistel als alternative Krebstherapie einen hohen Stellenwert in der Tierheilkunde und der Humanmedizin erlangt. Schon im Mittelalter wurde die halbparasitäre Pflanze für verschiedene Beschwerden eingesetzt, hier beispielsweise gegen Bluthochdruck und Leberbeschwerden. 1917 wurde durch Dr. Ita Wegmann zum ersten Mal eine alternative Krebstherapie mit Mistel bei menschlichen Patienten mit deutlichem Erfolg durchgeführt. Schon 1920 konnte die Misteltherapie auf einem Fachkurs für Mediziner vorgestellt werden. Mistelpräparate gehören heute weltweit zu den am häufigsten verordneten Medikamenten im Rahmen der alternativen Krebstherapie, mit durchschlagendem Erfolg. Wenngleich das primäre Ziel in einer Verbesserung des Gesamtzustands liegt, kann die Misteltherapie auch direkten Einfluss auf vorhandene Tumoren nehmen und diese zum

Schrumpfen bringen. In der Tiermedizin zeigen sich durch die alternative Krebstherapie beim Haustier sehr schnell Verbesserungen des Allgemeinzustands. Der Appetit nimmt zu, der Schlaf wird besser und auch die Schmerzen werden oftmals gelindert.

Das Erscheinungsbild der Mistel

Weißbeerige Misteln wachsen strauchartig und prinzipiell auf anderen Wirtsbäumen. Zu finden sind sie auf Ästen der Wirte und können eine Größe von bis zu einem Meter Durchmesser erreichen. Ihre Blütezeit hat die Mistel im Rahmen Mitteleuropas zwischen Januar und April.

In der Tierheilkunde und als alternative Krebstherapie werden die jungen Zweige mit ihren Früchten, Blüten und Blättern genutzt. Relevant sind vor allem folgende Inhaltsstoffe:

- **Viscotoxine**
- **Polysaccharide**
- **Flavonoide**
- **Cyclitole**
- **Lektine**

Die Wirtsbäume der Mistel

Der Wirtsbaum spielt für die alternative Krebstherapie eine nicht zu verachtende Rolle. Je nach Wirtsbaum werden andere Inhaltsstoff-Komponenten gebildet. In der Tierheilkunde wird dieser Aspekt therapeutisch genutzt. Eine hohe Konzentration von Lektinen und Viscotoxinen ist beispielsweise als alternative Krebstherapie bei einer drohenden oder vorhandenen Metastasierung erforderlich. Hierfür eignet sich eine Miseltherapie mit Viscum album Fraxini wobei Fraxini für den Wirtsbaum - die Esche - steht.

Bei der Behandlung von Tumoren im Bereich des Gesäuges werden Mistelpräparate des Apfelbaums präferiert. Liegt hingegen eine Krebserkrankung im Bereich des Gastrointestinaltraktes vor, gilt die Eichenmistel als bevorzugte Therapievariante. Auch wenn rund 400 verschiedene Baumarten von der Mistel bewachsen werden, gibt es dennoch drei Hauptwirtsbäume. Hierzu gehören:

- **die Tannenmistel**
- **die Laubholzmistel**
- **die Föhrenmistel**

Tannenmisteln finden sich überwiegend auf Weisstannen, wohingegen Föhrenmisteln auf Fichten, aber häufiger auf Wald- oder Schwarzföhren zu finden sind. Die Laubholzmistel findet sich am häufigsten unter anderem auf Linden, Birken, Apfelbäumen, aber auch auf Haselnussbäumen, Nussbäumen und Kastanienbäumen.

Wirkung und Wirkstoffe der Mistel

In den letzten 100 Jahren hat die Mistel in der Onkologie immer größere Bekanntheit und Relevanz gewonnen. Insbesondere in den letzten Jahren wurde die Wirksamkeit der Mistel genauer unter die Lupe genommen. Hierfür erfolgten zahlreiche natur-wissenschaftliche Untersuchungen und Extrahierungen, um die Inhaltsstoffe besser kennenzulernen. Insgesamt hat eine Mistel rund 1000 verschiedene Inhaltsstoffe, zu den Wichtigsten gehören:

- Aminosäuren
- Mistellektine
- Polysaccharide
- Viskotoxine
- Flavonoide

Jede Mistelpflanze enthält Inhaltsstoffe unterschiedlicher Konzentration, was in der Krebstherapie genutzt wird. Welche Inhaltsstoffe vorhanden sind hängt vom Wirtsbaum ab, wann die Mistel geerntet wurde und welche Bodenbeschaffenheit rund um den Wirtsbaum vorherrscht.

Die Wirksamkeit der Mistel durch ihre Inhaltsstoffe

In der Tierheilkunde spielen Phytopharmaka eine ebenso große Rolle wie in der Humanmedizin. Zahlreiche pflanzliche Medikamente sind dazu geeignet, Ihrem tierischen Freund Krankheiten zu erleichtern und die Abwehrkräfte zu stärken. Mistelprodukte gelten als Phytopharmaka, deren Wirkung sich vor allem auf zwei Inhaltsstoffe begründet. Hierbei handelt es sich um Viscotoxine und Lektine. Die alternative Krebstherapie durch Lektine funktioniert durch die Wirkung auf den Zellkern. Lektine lösen einen Abbau der Zellbestandteile aus, ähnlich des natürlichen Zelltodes. Tumorzellen werden so beim Abbau unterstützt. Viscotoxine funktionieren ähnlich, am Ende steht auch hier der Zelltod. Allerdings lösen diese Toxine eine Entzündung im Inneren der Zelle aus, die schließlich zur Nekrose –zum Gewebsuntergang führt.

Verschiedene Wirkungsweisen der Mistel als alternative Krebstherapie

Als ergänzende oder alleinige alternative Krebstherapie werden Mistelextrakten verschiedene Wirkungsweisen zugeschrieben. In Studien der Humanmedizin wurde nachgewiesen, dass die in der Mistel enthaltenen Viskotoxine im Körper eine unspezifische Immunreaktion auslösen. Das führt zu einer Aktivierung der Immunabwehr und einer Kräftigung der Selbstheilung. Die enthaltenen Mistellektine werden mit einem starken Anstieg von Lymphozyten, natürlicher Killerzellen und Granulozyten in Verbindung gebracht. Des Weiteren gehen Forscher davon aus, dass die Mistel in der Lage ist antitumorale Wirkungsweisen zu entfalten. Somit ist die alternative Krebstherapie mit Mistel in der Lage das Tumorwachstum zu hemmen. Neben der antitumoralen Wirkung steht insbesondere die Steigerung der Lebensqualität im Fokus. Mehrere randomisierte Studien der Humanmedizin wiesen nach, dass Nebenwirkungen von Chemotherapien durch Mistelpräparate massiv gelindert werden können. Chronische Erschöpfung, Erbrechen und Übelkeit werden gelindert, was das allgemeine Wohlbefinden der Patienten stärkt.

Die Therapie mit Mistelextrakten als alternative Krebstherapie

Mistelpräparate werden bei sehr vielen Tumorerkrankungen eingesetzt, als lindernde Maßnahme, als unterstützende Maßnahme oder auch als kräftigende und stärkende Maßnahme. In der Tierheilkunde gibt es drei relevante Bausteine, die bei einer Krebstherapie besondere Aufmerksamkeit finden. Hierzu gehört die Lebensqualität, die Lebenszeit und die Rezidivprophylaxe beispielsweise nach einer Tumoroperation. Die alternative Krebstherapie mit Mistel hat sowohl beim Menschen, als auch in der Tierheilkunde beeindruckende Erfolge zu verzeichnen. Insbesondere bei oberflächlich liegenden Tumoren kann eine direkte Unterspritzung des Geschwürs mit Mistelextrakten zu einer deutlichen Verkleinerung des Tumors führen. Die alternative Krebstherapie lässt sich überdies hervorragend mit der Schulmedizin kombinieren. Massive Nebenwirkungen einer Chemotherapie machen Ihrem Haustier oft schwer zu schaffen. Die Misteltherapie ist in der Lage hier deutliche Verbesserungen zu erzielen und nebenbei den Kampf gegen den Krebs zu unterstützen.

Stärkung der körpereigenen Abwehr

Wenn Ihr Haustier bereits zahlreiche Therapien hinter sich hat und als aus therapiert gilt, ist der Körper verständlicherweise geschwächt. Strahlentherapie, Chemotherapie oder Operationen haben langfristig eine Schwächung zur Folge, auch wenn der primäre Tumor bekämpft oder verkleinert wurde.

Die alternative Krebstherapie mit Mistelpräparaten setzt auf die Aktivierung der körpereigenen Abwehr und steigert das Vorhandensein von Lymphozyten, Granulozyten und sogenannte Killerzellen, die gegen entartete Zellen in den Kampf ziehen. Auf diese Weise kann Ihr Haustier gestärkt werden und die Gefahr einer Metastasierung durch den Primärtumor kann sinken.

Nach zahlreichen Therapien ist das Immunsystem von Ihrem geliebten Haustier schwach, es hat gekämpft und ist erschöpft. Die alternative Krebstherapie dient der Aktivierung der Funktionen und kann so die Gefahr eines Rückfalls minimieren. Somit ist die Misteltherapie nicht nur als alternative Krebstherapie, sondern auch als Prophylaxe vor einem Rezidiv geeignet.

Schmerztherapie mit Mistelpräparaten in der Tierheilkunde

Leidet Ihr geliebtes Haustier unter einem fortgeschrittenen Tumor und gilt schulmedizinisch als aus therapiert, wird palliativ vorgegangen. Die Gabe zahlreicher Schmerzmittel soll das Leid minimieren, doch bringt oftmals Nebenwirkungen mit sich. Sie als liebevoller Tierbesitzer wünschen sich nur das Beste für Ihren kleinen Schatz und greifen daher verständlicherweise nach jedem sich bietenden Strohhalm.

Die Misteltherapie ist ein solcher Strohhalm, der tatsächlich Linderung verschaffen kann. Durch die Anwendung von Misteln in der Tierheilkunde werden Endorphine ausgeschüttet, welche bei Ihrem Haustier eine Wirkung ähnlich der Gabe von Morphinen auslösen kann. Schmerzen und Leid werden gelindert, oft kann die Dosis der schulmedizinischen Schmerzmittel gesenkt werden, was weniger Nebenwirkungen zur Folge hat.

Belastende Nebenwirkungen

Selbst wenn Ihr Haustier noch nicht als aus therapiert gilt, kann die alternative Krebstherapie mit Mistelpräparaten sehr unterstützend wirken. Häufig kommt es durch die vorbestehende Tumorerkrankung zu Appetit- und Kraftlosigkeit, Ihr geliebtes Tier schläft nicht mehr gut, ist unruhig und kann sich nicht erholen. Um eine langfristige Heilung einer Tumorerkrankung zu erzielen, sind ein gesundes Ess- und Schlafverhalten jedoch unerlässlich. Nahrung und Erholung kräftigen und sorgen für neue Energie.
Durch die Gabe von Mistelpräparaten wird der Körper Ihres Haustiers gekräftigt. Mit steigendem Appetit und erholsamem Schlaf können die Eigentherapiekräfte reaktiviert werden und Ihr Haustier verkraftet schulmedizinische Behandlungsansätze besser und leidet weniger unter Nebenwirkungen.

Die Indikationen für eine alternative Krebstherapie mit Mistelextrakten

In der Tierheilkunde ist die Misteltherapie für alle soliden Tumore geeignet. Die am häufigsten auftretenden Tumore gehören dazu, so beispielsweise Tumore im Bereich des Gesäuges, Darmkrebs oder oberflächliche Geschwüre der Haut. Die Misteltherapie ist in der Lage das Wachstum von Krebszellen zu blockieren und damit die Progression zu verhindern. Keinen Einfluss hat die Therapie hingegen auf gesunde Zellen, sie werden nicht geschädigt.

Doch auch wenn Ihr Haustier bereits behandelt wird, sei es mit Chemotherapie oder nach einer Operation ist die Indikation für eine Misteltherapie immer noch gegeben. Als begleitende Therapie sorgen Mistelextrakte für geringere Nebenwirkungen und für eine Steigerung der körperlichen Energie. Die allgemeine Anregung der Lebenskraft sorgt für eine bessere Verarbeitung der Erkrankung und für ein besseres Wohlbefinden.

Alternative Krebstherapie und Kombinationstherapie in der Tierheilkunde

Neben der Zerstörung von erkrankten Zellen hat die Mistel die Eigenschaft, das Immunsystem von Ihrem Haustier anzukurbeln und zu kräftigen. Die Misteltherapie besitzt die Eigenschaft eine Erinnerungsfunktion des Immunsystems zu reaktivieren. Die alternative Krebstherapie basiert darauf, dass die körpereigene Abwehr sich auf ihre reinigende Funktion besinnt und somit eine stärkere Bildung von T- und B-Zellen in Gang setzt.

Auswahl des passenden Mistelpräparats anhand der Beschwerden

Die alternative Krebstherapie basiert auch darauf, die Individualität des Patienten zu betrachten und ganzheitlich zu agieren. In der Tierheilkunde wird sehr viel auf die Anwendung der korrekten Mistelpräparate gegeben. Der folgende Überblick zeigt, welche Art von Mistel bei Ihrem Haustier für die alternative Krebstherapie geeignet sein kann.

Mistel der Eiche (Viscum quercus)
wird angewandt bei:
Männlichen Patienten, Prostatakarzinomen, chronische Hepatitis, verhärtete Tumore, Plattenepithel Karzinome im Bereich der Lunge, Sarkome, Leukose und bei athletischen, kräftigen Konstitutionstypen.

Mistel der Tanne (Viscum abietis)
wird angewandt bei: Karzinomen im Bereich des Gastrointestinaltrakts, Prostatakrebs, Metastasen im Bereich der Wirbelsäule, Knochenschmerzen, Frieren und generell bei starren Konstitutionstypen.

Mistel des Apfelbaums (Viscum mali)
Tumore beim Haustier mit Diabetes, Tumore im Bereich der Verdauungsorgane aufgrund vorgängiger Ernährungsstörungen, Haustier mit Übergewicht, vorhandene Lebermetastasen, Gesäugetumore, weibliche Tiere, Karzinome im Bereich des unteren Verdauungstrakts.

Mistel der Kiefer (Viscum pini)
Alle Tumore im Bereich des Zentralen Nervensystems und der Haut. Beim weiblichen Haustier bei vorliegendem Gesäugetumor. Bei Schilddrüsentumoren und multipler Sklerose. Einsatz überwiegend bei asthenischen   Haustieren.

Mistel der Pappel (Viscum populi)
schnell wachsende Prostatatumore bei Patienten mit ängstlichen Konstitutionstyp und Neigung zu Stimmungsschwankungen.

Mistel der Linde (Viscum tiliae)
Behandlung von Adenokarzinomen der Lunge sowie Nierentumoren, Blasenkarzinomen. Vor allem bei sanften Konstitutionstypen.

Mistel von der Mandel (Viscum amygdali)
Einsatz bei malignen Melanomen und Lymphomen. Vor allem bei ruhigen, zurückhaltenden Patienten mit traumatischen Erfahrungen.

Mistel von der Esche (Viscum fraxini)
Behandlung des chronischen Fatigue-Syndroms (Erschöpfung) nach einer Krebstherapie, bei Uterus- und Gesäugetumoren, zehrenden Metastasen.

Der Ablauf der Misteltherapie

Bevor wir mit der Misteltherapie beginnen, erarbeiten wir einen auf Ihr Haustier abgestimmtes Therapieschema. Grundsätzlich wird das passende Mistelpräparat immer subkutan unter die Haut gespritzt. Für eine bestmögliche Wirksamkeit werden alle Lebensumstände Ihres Haustiers betrachtet, um dann zielgerichtet die alternative Krebstherapie zu beginnen. Mistelpräparate werden immer injiziert, da die Wirksamkeit in Form von Tabletten oder Kapseln nicht gegeben ist. Die Dosismenge ist hierbei immer gleich, allerdings steigern wir im Rahmen der Therapie die Konzentration des Wirkstoffs.

Begonnen wird mit einer niedrigen Konzentration, die im Abstand weniger Tage so lange gesteigert wird, bis wir eine Lokalreaktion bei Ihrem Haustier bemerken. Eine solche - in Form einer Hautrötung - auftretende Reaktion ist ein Zeichen dafür, dass die für Ihr Haustier geeignete Wirkstoffintensität gefunden ist.

Die Misteltherapie wird über einen individuell festgelegten Zeitraum durchgeführt, Therapiepausen sind immer wieder sinnvoll. In den Pausen erhält der Körper die Möglichkeit seine Selbstheilungskräfte zu aktivieren und sich der Krebserkrankung entgegen zu stellen.

Die Hautreaktion nach der Anwendung der Misteltherapie

Die alternative Krebstherapie mit Mistel zeigt sich hochwirksam, was Sie in den ersten 24 Stunden nach der Anwendung beobachten können. Möglicherweise steigt die Körpertemperatur von ihrem Haustier um 1 - 2 Grad an. Dies ist keine gefürchtete Nebenwirkung, sondern ein Zeichen der Wirksamkeit der Misteltherapie. Die körpereigenen Abwehrkräfte werden aktiviert, was in der Tierheilkunde der wichtigste Wunsch bei der Verwendung von Mistelpräparaten ist.

Es kann rund um die Einstichstelle der Spritze zu einer Rötung kommen, auch kleine Schwellungen sind möglich. Ihr Haustier beginnt die Stelle eventuell stark zu putzen oder kratzt sich vermehrt. Auch hier dürfen

Sie keinen Schreck bekommen, sondern erkennen, dass Ihr Haustier noch lange nicht aus therapiert ist. Die alternative Krebstherapie zeigt mit dieser Reaktion Ihre Wirksamkeit. Die Stärke und das Ausmaß der lokalen Reaktion ist für den Behandler ein guter Anhaltspunkt, um die passende Dosierung für Ihr Haustier zu finden.

Fieber und dessen Sinn bei der Misteltherapie

Die alternative Krebstherapie mit Mistelpräparaten zeigt erst dann Wirkung, wenn es zu einem Fieberanstieg kommt. Aber warum ist das eigentlich so?

Um gegen solide Tumore wirken zu können, braucht der Körper das Fieber, um vorhandene Tumorzellen aufzulösen. Tritt nach der Misteltherapie kein Fieber auf, kann dies ein Anzeichen für einen Misserfolg sein.
Eine vehemente Rolle spielt die Entscheidung, ob auftretendes Fieber nach der Misteltherapie auch wirkliches Mistelfieber ist oder ein Fieber, was einer anderen Ursache zugrunde liegt.

Die alternative Krebstherapie sieht ein Mistelfieber, auftretend zwischen 11:00 und 14:00 Uhr mit einer Körpertemperatur von 39 ° und mehr als günstig an. Hat Ihr Haustier „aufgefiebert", sollte mit einer weiteren Mistelinjektion für mindestens eine Woche gewartet werden.

Die Wirkung der Misteltherapie ohne Fieberreaktion

Führt die alternative Krebstherapie nicht zum Auftreten einer Fieberreaktion, ist dennoch nicht alles verloren. Die Injektion wird sich auch ohne auftretendes Fieber positiv auf das Befinden Ihres Haustieres auswirken. In der Tierheilkunde wird das Fieber mit dem Einschmelzen des Tumors assoziiert, die Wirksamkeit der Mistel bezieht sich jedoch auf weitere Bereiche. Selbst wenn Ihr Haustier aus therapiert ist und es keine Chance auf Heilung mehr gibt, kann die alternative Krebstherapie mit Mistel zu einer Lebensverlängerung, einer Verbesserung der Lebensqualität und einer Verbesserung des Allgemeinbefindens führen.

Die alternative Krebstherapie und das seelische Wohl

Wird ein Mensch mit der Diagnose Krebs konfrontiert, setzt dies allerlei Mechanismen in Gang. Viele Krebspatienten werden überaktiv, möchten noch vieles erleben, gestalten ihr Leben um. Andere wiederum verfallen in Depressionen, haben Ängste und leiden sehr unter der Diagnose.

Für Ihr Haustier ist eine Krebsdiagnose ebenfalls ein schwerer Einschnitt ins Leben und natürlich auch für Sie als Besitzer. Ihr geliebtes Tier kann nicht begreifen was mit ihm geschieht, es fühlt sich schwach, muss durch zahlreiche Therapien neue Erfahrungen sammeln und braucht Sie, als seelischen Beistand jetzt umso mehr.

Während die Schulmedizin den Fokus oft nur auf die primäre Tumortherapie legt, setzt die alternative Krebstherapie auf Mistelpräparate, um eine Kräftigung und Stärkung des Patienten zu erlangen.

Häufig gestellte Fragen zur Mistel-therapie als alternative Krebstherapie

Der folgende Abschnitt soll Ihnen in Kürze die wichtigsten Fragen zur alternativen Krebstherapie mit Mistelpräparaten beantworten.

Welche Rolle spielt die Misteltherapie in der Tierheilkunde?

Schon seit mehr als 90 Jahren dient die Misteltherapie in der Humanmedizin als alleinige oder ergänzende Behandlung bei Tumorleiden. Wissenschaftlich ist die Verbesserung der Lebensqualität sowie die Linderung der Nebenwirkungen einer adjuvanten

Chemotherapie bereits belegt. Auch ein Rückgang des Tumorwachstums konnte in der Humanmedizin bereits nachgewiesen werden. Seit etwa 20 Jahren befasst sich auch die Tierheilkunde vermehrt mit der Misteltherapie als alternative Krebstherapie beim Haustier mit wachsendem Erfolg. Die Lebensqualität der betroffenen Tiere kann deutlich verbessert werden. Hierbei wird die Misteltherapie oftmals ergänzend zur schulmedizinischen Behandlung, aber auch als alleinige alternative Krebstherapie angewandt. Es kommen je nach Tumorart Misteln der Wirtsbäume Apfel, Kiefer und Eichel zum Einsatz.

Welche Wirkung haben Mistelextrakte?

Die Wirkungsweise der Mistelextrakte als alternative Krebstherapie wirkt auf verschiedene Weisen. Für die Wirkung verantwortlich sind die in der Mistel enthaltenen Lektine und Viscotoxine. Diese haben einen Einfluss auf das Immunsystem Ihres Haustiers. Dieses wird gekräftigt und die Selbstheilungsfunktionen des Organismus werden angeregt. Doch auch eine direkte Wirkung auf den Tumor ist in der Tierheilkunde erkennbar. So profitieren insbesondere oberflächlich gelegene Tumore von einer direkten Unterspritzung mit Mistelpräparaten. Das Zellwachstum wird gehemmt und in der Humanmedizin haben Studien bereits belegt, dass das Tumorwachstum rückgängig gemacht werden konnte.

Wann ist die Misteltherapie für Ihr Haustier das Richtige?

Eine Misteltherapie ist in beinahe jedem Fall für Ihr Haustier geeignet. Absolute Kontraindikationen gibt es nur bei Unverträglichkeiten gegenüber Mistelpräparaten. Welche Form der Therapie in Frage kommt, hängt von den individuellen Umständen der Erkrankung von Ihrem Haustier ab. Je nach Stadium der Krebserkrankung kann eine alleinige Misteltherapie oder eine Kombinationstherapie mit der Schulmedizin in Frage kommen. Die Entscheidung für das passende Vorgehen können Sie gemeinsam mit Ihrem Behandler treffen um das bestmögliche Ergebnis für Ihr geliebtes Haustier zu erzielen.

Gibt es Erfahrungen zum Erfolg der Misteltherapie als alternative Krebstherapie?

In der Tierheilkunde wurden bereits zahlreiche Erfahrungen bei der Anwendung von Mistelpräparaten als alternative Krebstherapie gemacht. Großtiere wie Esel und Pferde zeigen ein sehr gutes Ansprechen bei equinen Sarkoiden, Katzen und Hunde reagieren äußerst positiv bei vorliegenden Hauttumoren, die oberflächlich unterspritzt werden können. Auch Tumore im Bereich des Gesäuges haben eine sehr gute Prognose bei Durchführung einer Misteltherapie. Nahezu durchgängig gute Erfahrungen zeigen sich überdies in der Tierheilkunde bei einer Behandlung mit Mistelextrakten begleitend zur regulären Therapie. Nicht nur der Einfluss auf die Verbreitung der Tumorzellen, sondern auch der Einfluss auf Nebenwirkungen einer Chemotherapie und Kräftigung des Allgemeinbefindens fallen positiv auf. Ihr Haustier profitiert sowohl bei einer alleinigen Misteltherapie, als auch bei einer kombinierten Anwendung auf mehrere Weisen.

Worauf Sie vor Beginn einer Misteltherapie achten müssen

Bevor eine Misteltherapie als alternative Krebstherapie eingeleitet wird, müssen einige Faktoren bei Ihrem Haustier beachtet werden. Ganz wichtig ist eine exakte Diagnose, um das weitere Behandlungsvorgehen individuell planen zu können. Bei vielen Tumorleiden ist eine Primärtherapie erforderlich, auch eine Operation kann nicht immer verhindert werden. Ziel ist es bei der Therapieplanung eine möglichst hohe Erfolgschance zu erzielen und im Idealfall zur Heilung zu kommen. Eine begleitende Misteltherapie ist jedoch auch bei notwendigen Operationen, Chemotherapien oder anderen Behandlungsmethoden der klassischen Veterinärmedizin hilfreich.

Wie wird die Misteltherapie als alternative Krebstherapie durchgeführt?

Die alternative Krebstherapie mit Mistelpräparaten wird durch regelmäßige Injektionen durchgeführt. Hierbei spritzt der Behandler pro Therapiesitzung immer nur 1 ml Substanz und das im Verlauf 3 x pro Woche. Kommt es zu auftretendem Fieber, wird eine Woche bis zur nächsten Therapiesitzung pausiert. Das Fieber nutzt der Körper, um den Kampf gegen die Tumorzellen zu beginnen. Wie lange eine Misteltherapie dauert, ist in der Tierheilkunde abhängig vom Zustand des Patienten und vom Fortschreiten der Erkrankung. Bei gutem Ansprechen auf die Therapie und einem Rückgang der belastenden Symptome und möglicherweise einer Schrumpfung des Tumors, kann die Therapie über mehrere Monate oder gar Jahre frei von Nebenwirkungen durchgeführt werden.

Gibt es andere Optionen als die Gabe von Spritzen?

Die alternative Krebstherapie mit Mistelpräparaten wird fast immer per Injektion durchgeführt. Einzig bei Kleintieren und bei Katzen wurden in der Tierheilkunde bereits Tests mit einer Anwendung in Tropfenform gemacht. Diese Tropfen werden über das Futter verabreicht. Positive Erfahrungen bei Katzen liegen hier bereits vor, allerdings eher als ergänzende Therapie, wenn die Katze im Vorfeld bereits operiert wurde. Kleine Heimtiere wie Meerschweinchen und Kaninchen können von der oralen Aufnahme der Mistelpräparate nach erfolgten Operationen unter Umständen ebenfalls profitieren.

Was ist unter einer Serientherapie zu verstehen?

Die alternative Krebstherapie mit Mistelextrakten wird nach einem Serienschema durchgeführt. Hierbei wird die Konzentration des Mistelpräparats von Anwendung zu Anwendung gesteigert, jedoch ohne die zu applizierende Menge des Präparats zu erhöhen. Im Zuge einer solchen Serie wird bei jeder neuen Anwendung eine Ampulle mit höherer

Wirkstoffkonzentration gegeben, um die maximale Wirksamkeit zu erreichen.

Kann ich als Besitzer selbst die Misteltherapie durchführen?

In der Humanmedizin wird immer wieder von Patienten gesprochen, die sich selbst (erfolgreich) mit Mistelpräparaten behandeln. In der Tierheilkunde sollten Sie den Erfolg der Behandlung immer in die Hände eines erfahrenen Behandlers geben. Nur dieser kann beurteilen, ob Veränderungen nach der Therapie positiver Natur sind und welchen Einfluss die Mistelpräparate auf den vorhandenen Tumor haben. Eine Krebserkrankung beim Haustier ist ein schwerwiegender Einschnitt und die optimale Behandlung sollte gemeinsam mit dem erfahrenen Behandler und Ihnen, als liebevollem Besitzer, erfolgen.

Begleitende Stärkung des Immunsystems mit Echinacea

Die alternative Krebstherapie mit Mistel basiert auf einem funktionierenden oder wieder aktivierten Immunsystem, zur Zerstörung von Krebszellen und zur Linderung von Nebenwirkungen der schulmedizinischen Behandlung.

Um Ihr Haustier weiter zu unterstützen und für ein aktives Immunsystem zu sorgen, bietet sich die Behandlung mit einem homöopathischen Spray auf Basis von Kaffeebaum und Echinacea an. Meiner Ansicht nach, ist das REGUIMMUN Spray von Weravet das Mittel der Wahl. Beide Bestandteile haben die Aufgabe die körpereigene Abwehr Ihres Haustieres zu stärken, zu mobilisieren und beim Kampf gegen den Krebs zu unterstützen.

Die Wirkung basiert auf einer Immunstimulierung durch Echinacea, welche die Anzahl der weißen Blutkörperchen und damit der Abwehrkräfte erhöht. Durch den Zusatz des Kaffeebaums wird der Kreislauf stimuliert und die Atmung gesteigert. Außerdem werden Verdauung und Harnausscheidung angeregt. Schadstoffe und Belastungen können auf diese Weise schneller aus dem Körper von ihrem Haustier ausgeschwemmt werden.

Die richtige Dosierung und Anwendung

Welches die richtige Dosierung bei Ihrem Haustier ist, hängt vom Gewicht ab. Behandelt werden kleinere Hunde und Katzen zweimal am Tag mit etwa vier bis acht Sprühstößen. Größere Hunde hingegen erhalten acht bis 12 Sprühstöße pro Tag.

Das Spray wird wahlweise aufs Futter oder direkt auf die Schleimhäute von Nase und Schnauze gesprüht. Die Unterstützungskraft für die geplante alternative Krebstherapie ist groß, daher kann das Produkt während der ganzen Behandlungsdauer und darüber hinaus gegeben werden.

Alternative Krebstherapie und Traditionelle Chinesische Medizin aus Fernost

Sie haben bestimmt schon einmal von dem Begriff TCM (Traditionelle Chinesische Medizin) gehört. Vielleicht haben Sie bereits ein paar Grundkenntnisse. Die TCM dient in der Tiermedizin als alternative Krebstherapie aber auch als Behandlungsmethode für verschiedene Beschwerden. Gern können wir gemeinsam herausfinden, ob eine alternative Krebstherapie mit TCM auch für Ihr Haustier in Frage kommt.

Die chinesische Heilkunst existiert bereits seit weit mehr als 2000 Jahren und stammt aus China. Es gibt Abwandlungen, die sich in Japan, Korea und Vietnam entwickelt haben. Geschichtlich gesehen gibt es bereits Hinweise, dass die Traditionelle Chinesische Medizin schon viel länger praktiziert wird, zahlreiche historische Funde lassen darauf schließen. So haben Grabfunde gezeigt, dass Menschen einander schon vor 5000 Jahren mit akupunkturähnlichen Verfahren behandelten. Verwendet wurden seinerzeit Nadeln aus Stein oder Fischgräten.

Traditionelle chinesische Medizin als alternative Krebstherapie und zur Ergänzung in der Tierheilkunde

Wenn Ihr Haustier an Krebs erkrankt ist, möchten Sie natürlich alles menschenmögliche dafür tun um ihm zu helfen, seine Lebensqualität zu erhöhen und seine Lebensspanne zu verlängern. In der Tierheilkunde gibt es weit mehr Möglichkeiten als die klassische Schulmedizin, auch wenn Sie diese natürlich nicht außer Acht lassen sollten. In vielen Fällen ist eine Operation notwendig, auch eine Chemotherapie oder Bestrahlung kann hilfreich sein, um die Krebserkrankung Ihres Tiers zu therapieren.

Doch auch wenn in der Tierheilkunde immer weitere Fortschritte bei der Behandlung von Krebs gemacht werden und viele Tumore tatsächlich behandelbar sind, wird die Auswirkung der schulmedizinischen Therapie auf das Haustier oft vergessen. In der westlichen Medizin wird auf Toxizität bei der Behandlung von Tumoren gesetzt. Chirurgische

Eingriffe sind für den Körper oft verhältnismäßig leicht zu verkraften, doch Chemotherapien und Bestrahlungen gehen mit zeitweise immensen Nebenwirkungen für den Körper einher.

Genau hier ist die alternative Krebstherapie der Rettungsanker, der Ihnen und Ihrem Haustier helfen kann. Die TCM ist der richtige Ansatz wenn es darum geht die belastenden Nebenwirkungen von Operationen, Immun- und Chemotherapien zu lindern und gleichzeitig die Selbstheilungskräfte Ihres Haustiers zu stärken. Es gibt mittlerweile zahlreiche Studien in der Tierheilkunde darüber, dass insbesondere eine Kombination aus westlicher und chinesischer Medizin für Heilung sorgen kann.

Während die westliche Medizin darauf setzt, den vorhandenen Tumor mit allen verfügbaren Methoden zu bekämpfen und dabei zeitweise die Folgen für das Haustier außer Acht lässt, denkt die chinesische Medizin einen Schritt weiter. Hier geht es nicht nur darum den Feind zu besiegen, sondern ihn zu verstehen, zu analysieren und vor allem ein Wiederauftreten zu verhindern.

Stellen Sie sich vor Ihr Haustier wurde operiert, gilt als aus therapiert und genesen, doch sein Lebenswille ist noch nicht wieder zurückgekehrt. Ihr geliebter, einst so fröhlicher Schatz ist phlegmatisch, möchte kaum noch fressen und blickt nicht einmal mehr auf, wenn sie mit ihm spielen möchten. Dies sind Folgewirkungen der anstrengenden schulmedizinischen Behandlung, die in der klassischen Tierheilkunde oft übersehen werden. Ist der Krebs verschwunden, gilt das Haustier als geheilt. Doch ist es das wirklich?

Schulmedizinisch ist Ihr Haustier tatsächlich aus therapiert, doch Sie können ihm dennoch weiterhelfen. Wenn der Tumor verschwunden ist geht es darum, die Lebensqualität Ihres Lieblings zu steigern, Ihr Tier wieder glücklich zu machen, ihm seine Lebensqualität zurückzugeben. Auch in der Humanmedizin spielt TCM eine große Rolle, mehr als 70 Prozent aller Patienten werden damit behandelt!

Forschungen aus der Humanmedizin

Traditionelle Chinesische Medizin ist keine Glaubensfrage, auch wenn das noch immer behauptet wird. Aussagen wie: "An Akupunktur glaube ich nicht", zeugen von Unwissen, denn die Wirksamkeit der TCM ist in der Humanmedizin längst belegt. Die chinesische Medizin etabliert sich neben dem klassischen westlichen Heilprinzip immer mehr zu einem anerkannten Medizinsystem und die Forschung schafft es immer häufiger, die Wirksamkeit alternativer Heilmethoden zu belegen. Insbesondere im Bereich von Krebserkrankungen wurden in der Humanmedizin in den letzten 20 Jahren häufig Studien durchgeführt und damit die Wirksamkeit der ergänzenden Krebstherapie mit TCM belegt. Zu beachten ist, dass die Traditionelle Chinesische Medizin nicht behauptet Krebserkrankungen allein heilen zu können, doch sie setzt auf eine Stärkung von Geist und Körper, um die Selbstheilungskräfte zu aktivieren.

Eine begleitende TCM Therapie ist in der Lage die Überlebenschance von Patienten in der Humanmedizin und auch in der Tierheilkunde deutlich zu erhöhen. Dies ist ebenso belegt wie die Wirksamkeit einer Akupunkturbehandlung gegen die Nebenwirkungen einer Chemotherapie. Studien aus dem Jahre 2005 zu Folge können zahlreiche Bestandteile der TCM das Wachstum von Krebszellen verlangsamen oder sogar zum Stoppen bringen. In der Humanmedizin gibt es jedes Jahr rund 400.000 neue Krebsdiagnosen. Eine Heilung ist in vielen Fällen nicht mehr möglich, ca. 50 Prozent der Betroffenen stirbt an den Folgen des Krebses.

Der Leidensweg ist oft qualvoll und lang, Schmerzen und Nebenwirkungen der Chemotherapie belasten den Körper übermäßig. Etwa 70 Prozent aller Krebspatienten nutzen die Kombinationsmöglichkeit von TCM und Schulmedizin. Die Traditionelle Chinesische Medizin fängt zahlreiche Nebenwirkungen ab und steigert die Verträglichkeit von Chemotherapeutika und die Selbstheilung nach Operationen und Eingriffen. Dadurch steigert sich die Lebensqualität der Betroffenen enorm. Sowohl in der Humanmedizin als auch in der Tierheilkunde zeigen immer mehr Studien auf, dass die Überlebenszeit bei einer Tumordiagnose unter einer Kombination von westlicher und chinesischer Medizin deutlich verlängert werden kann.

Die Basis der Traditionellen Chinesischen Medizin

Die Entwicklung der Traditionellen Chinesischen Medizin basiert auf Beobachtung der Natur, Erfahrungen sowie Philosophie, Lebensumstände und Emotionen, sowohl im Bereich der Humanmedizin, als auch im Bereich der Tierheilkunde. In der TCM ist nicht jedes Haustier gleich, sondern ein individuelles Wesen, eine energetische Lebensform des gesamten Universums.

Zu den bekanntesten Niederschriften der TCM gehört der sogenannte "gelbe Kaiser", der bis heute als Grundlagenwerk der Traditionellen Chinesischen Medizin gilt. Die insgesamt 365 dort beschriebenen Heilkräuter und Arzneien sind bis heute im Repertoire der TCM zu finden. Das Ziel der Behandlung ist es, das Individuum als Ganzes wahrzunehmen und auch komplexe Erkrankungen wie Krebs mit wenigen Nebenwirkungen aber voller Wirkung zu behandeln.

Das Yin und Yang Prinzip als Grundlage

Die Basis der chinesischen Heilkunde ist Yin und Yang. Diese beiden Gegenspieler ergänzen einander, ihre Qualitäten sind hierbei völlig unterschiedlich. So werden auch die Meridiane jeweils in ein Paar aus **Yin und Yang** eingeteilt.

Yin steht für etwas Festes, für feste Materie und ist die dunkle Seite eines Berges

Yang steht für etwas dynamisches, ein Energiefeld und ist die helle Seite eines Berges

Zur Differenzierung der westlichen und fernöstlichen Heilkunde gibt es ein gutes Beispiel, was Ihnen die Wirksamkeit beider Behandlungstypen näherbringen kann.
In der westlichen Heilkunde ist ein Viereck immer ein Viereck. In der östlichen Heilkunde ist ein Viereck die Basis, doch es beinhaltet zusätzlich einen Kreis. Dynamische Bestandteile können ins Feste

übergehen, die Dynamik der Wandlung ist der Schwerpunkt und nur wenn beides im Gleichgewicht steht, ist Heilung möglich.

Eine Krankheit wie Krebs bedeutet in der TCM ein bestehendes Ungleichgewicht der Gegenspieler Yin und Yang. Dieses Ungleichgewicht muss wieder in Einklang gebracht werden. Ob in der Tierheilkunde oder in der Humanmedizin werden alle Krankheiten einer Lebensform nach Yin und Yang Bereichen eingeteilt. Ist Yin erkrankt und braucht Behandlung, muss das symbiotische Yang mittherapiert werden.

Die Rolle des Qi in der TCM

In der Traditionellen Chinesischen Medizin steht das Qi für die funktionelle Energie, die Lebensenergie eines Körpers. Um die Aktivität des Organismus am Leben zu erhalten wird Qi benötigt. Die Umwandlung von Lebensmitteln in Energie, die Produktion von Körperwärme, die körpereigenen Abwehrkräfte, die Fähigkeit zur Bewegung - für all diese Handlungen braucht der Körper Qi. Eine Erkrankung wie Krebs findet in der TCM zur Folge seinen Ursprung in einer Beeinträchtigung des Qi. Um Heilung zu finden muss das Qi gestärkt werden.

Der Gegenspieler des Qi ist das Jing. In der TCM ist Qi der Kraftstoff und Jing der Motor, der von Qi angetrieben wird. Jing wird durch Getränke und Nahrung in den Körper gebracht, daher basieren Teile der Traditionellen Chinesischen Medizin auch auf der richtigen Ernährungsweise.

Wie wirkt die alternative Krebstherapie in der TCM

Um die Wirkungsweise der TCM als alternative Krebstherapie zu verstehen, müssen Sie sich zunächst ein großes Energiefeld vorstellen. Der Körper eines Lebewesens ist die dichteste Form von Energie, sichtbar, berührbar. Doch außerhalb des Körpers gibt es weitere Energiefelder, mentale, astrale und ätherische Energiefelder. In diesen

Schichten entstehen Krankheiten wie Krebs und dringen in das eigentliche Energiefeld, den Körper vor. Der sogenannte Ätherkörper ist die direkte Schicht über dem sichtbaren Körper ihres Haustiers und verschmilzt mit ihm. Das Qi wird über die Ätherebene in den Körper geleitet, es passiert die Akupunkturpunkte und fließt über die Meridiane in die zellulären Strukturen.

Akupunktur, Kräutertherapien (Mistel) oder auch Qi Gong entfalten ihre Wirksamkeit durch die Schnittpunkte auf die körperliche Ebene. Es entstehen zelluläre und molekulare Veränderungen in Richtung Genesung.

Das Leitbahnsystem als Basis für die alternative Krebstherapie in der Tierheilkunde

Das Leitbahnsystem ist über den kompletten Körper von Ihrem Haustier verteilt, direkt am Übergang zwischen körperlicher und energetischer Energie. Durch das Leitbahnsystem fließt das Qi, die Bahnen verteilen die Energie im Körper. Die TCM nutzt für die Sichtbarmachung der Erklärung ein Bild eines Flusses. Jeder Fluss hat eine Quelle, folgt einem Weg und mündet schließlich ins Meer. Während seiner Laufbahn ist der Fluss mal wild und ungestüm, reißerisch, mal langsam doch immer auf einem natürlichen Wege. Auch das Qi fließt in unterschiedlicher Dichte durch den Körper und bei der Akupunktur werden beispielsweise gezielte Punkte und Leitbahnen ausgesucht, um den Energiefluss zu verbessern. Bei einem energetischen Ungleichgewicht oder einer Flussbeeinträchtigung kommt es zu seelischen oder körperlichen Erkrankungen - zum Beispiel dem Krebs.

Ursachen der Krankheiten in der Tierheilkunde nach TCM

Die westliche Medizin sieht eine Erkrankung als Störung des jeweiligen Organs welche eine mehr oder weniger starke Beeinträchtigung des Organismus zur Folge hat. Ist die Störung behoben, mittels Operationen oder Gabe von Medikamenten, gilt der Körper wieder als genesen. Warum es zur Entstehung der Störung kam, welche Ursache dem Tumor zugrunde liegt, wird in der westlichen Medizin weniger beachtet. In der TCM sind Krankheiten der Ausdruck einer Dysbalance aus Harmonie und Gleichgewicht im Inneren des Energiesystems.

Die fünf Säulen der TCM in der Tierheilkunde

Die Traditionelle Chinesische Medizin basiert auf fünf Säulen, den sogenannten Grundlagen. Sie lauten:

- Akupunktur
- Phytotherapie
- Qi Gong
- Akupressur
- Ernährungslehre nach den fünf Elementen

Die Akupunktur in der Tierheilkunde

Die Akupunktur zählt in der Humanmedizin zu den weltweit ältesten Heilmethoden. Zahlreiche Menschen haben schon einmal von Akupunkturanwendungen gehört, die Angst davor ist leider in der westlichen Welt noch immer vorhanden. Doch in der TCM gehört die Akupunktur seit Jahrtausenden zu den Behandlungsmethoden und stellt ein solides Standbein in der Komplementärmedizin dar. Eine alternative Krebstherapie bei Ihrem Haustier kann sowohl mittels Akupunktur, als auch mittels Kombination aus Schul- und Komplementärmedizin erfolgen.

In der westlichen Welt wird ein Tumor als Störfaktor gesehen und möglichst kriegerisch behandelt. Es wird ein breites Arsenal an Chemotherapeutika, Bestrahlungen, Operationen aufgefahren, um den Feind zu bekämpfen. Wenn das Potential erschöpft ist, gilt Ihr Haustier in der Schulmedizin als aus therapiert. Die TCM hingegen betrachtet den Tumor zunächst einmal ganzheitlich. Er ist ein Zeichen einer Blockade, eines Ungleichgewichts, welches wieder in Einklang gebracht werden muss. Für Ihr Haustier ist diese alternative Krebstherapie nebenwirkungsfrei, dafür aber voll von Chancen.

Die Kräutertherapie in der TCM

Die sogenannte "Königin der TCM" ist die Kräutertherapie, die auch in der Tierheilkunde immer weitere Kreise zieht. Es handelt sich hierbei keineswegs um "Hexenkunst", sondern um ein über Jahrtausende erprobtes Therapiesystem zur Harmonisierung und Regulierung der körperlichen Kräfte mit Hilfe mineralischer Substanzen und Pflanzen. Die alternative Krebstherapie in der TCM wird ausschließlich mit zertifizierten Kräutern durchgeführt, Sicherheit für Ihr Haustier steht hierbei im Mittelpunkt. Die Kräuter der TCM können in verschiedenen Formen verabreicht werden. Am häufigsten werden in der Tierheilkunde Presslinge oder Granulate genutzt, die dem Futter beigemischt werden können.

Akupressur als natürliche Form der Tierheilkunde

Blockaden, Verhärtungen und Hemmungen im Bereich des Körpers können schwere Folgeerscheinungen haben. Leidet Ihr Haustier an einer Krebserkrankung, können schwere Blockaden entstehen, die das Wohlbefinden noch weiter beeinträchtigen. Die Akupressur bezeichnet eine chinesische Traditionsmassage, die auch in der Tierheilkunde Anwendung findet.

Massagetechniken, gezielte Grifftechniken und Streichbewegungen können dabei helfen die Blockaden bei Ihrem Haustier aufzulösen und die Fließgeschwindigkeit der Energien wieder zu erhöhen. Eine solche Behandlung ist eine gute Unterstützung für die alternative Krebstherapie, denn gelöste Blockaden können den Antrieb des Immunsystems steigern.

Alternative Krebstherapie mit Qi Gong unterstützen

Qi Gong gehört zu den ältesten Methoden der TCM und basiert auf fließenden und achtsamen Bewegungen. Durch die Übungen können Blockaden gelöst und der Körper gekräftigt werden. Auch in der Tierheilkunde wird Qi Gong unterstützend als alternative Krebstherapie angewandt, kombiniert mit anderen naturheilkundlichen und schulmedizinischen Therapieoptionen.

Insbesondere Hunde gelten als energetische Wesen und sind daher für Qi Gong besonders empfänglich. Die Behandlung des Hundes mit Qi Gong erfolgt auf geteilte Weise. Der Mensch übernimmt den geistigen Teil und begibt sich während der Sitzung auf die Bewusstseinsebene. Mit ihrem hohen energetischen Anteil übernehmen die Hunde den Rest.

Auch wir als Menschen haben die Möglichkeit in der Tierheilkunde dem Hund mit Hilfe des "Healing Touches" heilende Energie zukommen zu lassen. Ihr Haustier wird hierfür ins Heilfeld gebracht und mit Hilfe der Handflächen des Therapeuten behandelt.

Die 5 Elemente Ernährung in der Tierheilkunde

In der traditionellen chinesischen Medizin ist die 5 Elemente Ernährung ein nicht zu vernachlässigender Baustein. Der Fokus der TCM liegt in erster Linie auf Gesundhaltung des Körpers und erst in zweiter Linie auf Bekämpfung vorhandener Krankheiten. Alle Bestandteile haben die Aufgabe, die ursprüngliche Lebensenergie eines Wesens zu pflegen und aufzubauen, wenn sie durch Blockaden zerstört wurde. In der Tierheilkunde gehört die 5-Elemente-Ernährung noch nicht übermäßig lange zu den Therapiemethoden. Als alternative Krebstherapie und als unterstützende Behandlung für ihr Haustier kann aber jedes Element der TCM ein wichtiger Faktor sein.

Die westliche Welt unterscheidet bei Nahrungsmitteln vor allem die Inhaltsstoffe. Diese sind in Vitamine, Mineralien, Fette, Kohlenhydrate und Eiweiß geteilt. In der 5-Elemente Ernährung wird diesen Bestandteilen keine Aufmerksamkeit geschenkt, stattdessen wird das Lebensmittel nach der Energetik eingeteilt.

Funktionalität der 5-Punkte-Ernährung in der Tierheilkunde

Eine alternative Krebstherapie ist für Ihr Haustier umso wirksamer, je besser seine eigenen Abwehrkräfte funktionieren. Die 5-Punkte-Ernährung setzt darauf, vorhandene Beschwerden zu lindern und die Eigenkräfte zu mobilisieren.

Es gibt fünf verschiedene Geschmacksrichtungen: **Bitter, Süß, Scharf, Sauer und Salzig.** Doch Lebensmittel lassen sich noch viel deutlicher klassifizieren und genau hierauf setzt die TCM. Ein Lebensmittel kann im rohen Zustand neutral, kalt, heiß, warm oder erfrischend sein. Jeder Zustand eines Lebensmittels und jeder Geschmack hat in der TCM verschiedene Eigenschaften und damit eine spezielle Wirkung auf den Körper.

Das Beispiel mit der Zitrone

Stellen Sie sich vor, Sie beißen herzhaft in eine Scheibe Zitrone. Vielleicht zieht sich schon bei der Vorstellung Ihr Mund zusammen und Ihnen läuft buchstäblich "das Wasser im Mund zusammen". Ausgelöst wird dieser Effekt durch die Geschmacksrichtung "sauer". Einen ähnlichen Effekt gibt es auch im Körper, je nach Zufuhr von Lebensmitteln. Leidet Ihr Haustier beispielsweise an Austrocknungserscheinungen, sind saure Lebensmittel in der TCM Tierheilkunde ein helfender Faktor. Denn der Säuerrungseffekt tritt auch im Körper auf und sorgt für eine Bündelung der vorhandenen Flüssigkeit.

Die fünf Konstitutionstypen in der Tierheilkunde der traditionellen chinesischen Medizin

In der traditionellen chinesischen Medizin und auch im Bereich Tierheilkunde werden ebenfalls Konstitutionen bestimmt. Hier werden diese in die Elemente Feuer, Wasser, Metall, Erde und Holz unterteilt. Jedem einzelnen Element werden bestimmte Charakter- und Wesenszüge sowie Eigenarten zugeordnet, die sowohl auf Menschen des jeweiligen Typens, aber auch auf Tiere zutreffend.

Der Holz Typ

Ist Ihr Haustier ein lebendiges, aktives Wesen mit dem Hang zum Zorn, gehört es mit hoher Wahrscheinlichkeit zum Holz-Typ. Die Schwachpunkte dieses TCM Konstitutionstypen sind die Verdauungsorgane, Muskeln und Sehnen, aber auch die Augen. Diese Typen schätzen Kälte, Wind und Zugluft gar nicht, es kann zu akuten Beschwerden kommen.

Der Erde-Typ

Ihr Haustier zeigt sich als träges, mitunter faules und etwas phlegmatisch wirkendes Individuum und neigt zu Übergewicht? Vermutlich ist Ihr Liebling den Erd-Typen zuzuordnen. Ein Paradebeispiel für einen solchen Charakter ist der Lasagne verschlingende "Garfield" aus Comics und Filmen. Die Schwachpunkte der Erde-Typen sind im Bereich der Bauchspeicheldrüse, des Magens, der Milz und des Bindegewebes zu finden. Adipositas mit Fettgeschwulsten, Wassereinlagerungen, Trägheit und Verdauungsstörungen zeigen sich häufig. Erd-Typen können mit Feuchtigkeit und Nässe nur schlecht umgehen.

Der Feuer-Typ

Er ist ein Hektiker, zeichnet sich durch übersprüngliche und oft auch widersprüchliche Verhaltenszüge aus. Die Begrüßung von Frauchen und Herrchen ist stürmisch, oft von lautstarken und kaum zu beherrschenden Lautäußerungen begleitet. Der Feuertyp neigt zu Herzklopfen und Anzeichen von Hektik. Überschießende Hitze, Hecheln, hektische Hauterscheinungen sind typisch. Durch Hitze können Beschwerden des Feuertypen noch verstärkt werden.

Der Metall-Typ

Melancholisch, traurig und irgendwie trübsinnig - so wirkt der Metalltyp. Tiere dieses TCM-Konstitutionstypen sind anfällig für Infekte und Erkältungen, leiden unter Atemwegsbeschwerden und kommen mit Trockenheit in der Heizperiode nicht gut klar. Der Dickdarm neigt ebenfalls zu Symptomen, oft in Form von Verstopfung durch eine generelle Darmträgheit.

Der Wasser-Typ

Wenn Ihr Tier ein ängstlicher Typ ist, gehört er vermutlich zu den Wasser-Typen. Kälte mögen Wassertypen nicht, sie reagieren schnell mit Gliederschmerzen oder einer allgemeinen Schwäche darauf. Wasser-Typen leiden häufig unter Beschwerden der Blase oder der Nieren, auch Knochen und Zähne machen Probleme. Im höheren Alter sind Hörbeschwerden bei fast allen Wassertypen anzutreffen.

Meridiane in der Akupunktur

Die alternative Krebstherapie mittels Akupunktur ist eine komplexe Heilungsmethode, die sich deutlich von den Therapien in der westlichen Medizin unterscheidet. Die Traditionelle Chinesische Medizin, zu der die Akupunktur gehört, betrachtet bei einem Tumorleiden mehr, als nur die entarteten Zellen. Während die Schulmedizin Ihr Tier nach einem vorbestimmten Schema behandelt, setzt die alternative Krebstherapie auf Individualität. Eine große Rolle spielen hierbei sogenannte Meridiane, ein Leitsystem des Körpers von Mensch und Tier, welches die Lebensenergie vorantreibt.

Der Begriff Meridian entstammt nicht der Tierheilkunde, sondern der Nautik. Als Meridiane werden Linien bezeichnet, die Nord- und Südpol miteinander verbinden. Diese Begriffsgebung wurde von der TCM aufgegriffen, da sich die Energieverlaufsbahnen des Körpers der Schiffsnavigation ähnelten. Auf diesen Leitbahnen befinden sich die Akupunkturpunkte, die für die alternative Krebstherapie bei Ihrem Haustier von höchster Bedeutung sind.

Bevor eine alternative Krebstherapie in der Tierheilkunde mittels Akupunktur begonnen werden kann, gilt es das betroffene Meridian zu ermitteln. Nur dann ist es möglich, gezielte Heilungsansätze zu finden und die Krankheit zu behandeln.

Die Aufgabe der Meridiane im Körper

In der TCM sind Meridiane die Verbindung zwischen Seele, Organen und Körper, ein hochkomplexes Leitungssystem, was regulierend auf den Gesamtorganismus wirkt. Stellen Sie sich das Meridiansystem ähnlich der Funktionsweise eines Staates vor. Jedem Meridian wird ein anderes Organ zugeordnet und es hat eine bestimmte Aufgabe zu erfüllen. Ähnlich wie jeder Staat verschiedene Ämter unterhält, welche Funktionen erfüllen sollen. Nur wenn alle Bestandteile harmonisch zusammenarbeiten, funktioniert die Arbeit des Staats als Ganzes. Ebenso ist es bei den Meridianen. In der alternativen Tierheilkunde gibt es ein sehr berühmtes und zugleich treffendes Zitat welches lautet: *"das Ganze ist mehr, als die Summe seiner Einzelteile"*. Dieses Zitat beschreibt den Aufbau des Körpers von Ihrem Haustier und den Ansatz, der die Wirksamkeit für die alternative Krebstherapie begründet. Überlegen Sie selbst: Stellen Sie sich einen Staat vor, dessen Amt für Müllentsorgung nicht funktioniert. Die Auswirkungen wären nicht nur in diesem Bereich zu spüren, sondern würden sich auf andere Lebensbereiche ausweiten. Der Müll würde zunehmen, andere Funktionen des Lebens wären beeinträchtigt und so kann der Ausfall eines einzelnen Amtes eine Verkettung an Folgen mit sich bringen. Der Dickdarm-Meridian im Körper von ihrem Haustier hat eine ähnliche Funktion wie die Müllabfuhr in Ihrer Stadt. Der Dickdarm entsorgt all das, was Ihr Haustier nicht mehr braucht. Er sorgt für neuen Platz. Funktioniert das Entsorgungssystem des Dickdarms nicht mehr, gibt es keinen Platz für Neues und in Folge dessen schläft der Kreislauf ein. Andere Funktionsäste des Körpers können Ihre Arbeit nicht mehr ausführen und der komplette Kreislauf gerät aus den Fugen.

Der Energieprozess in den 12 Meridianen

Um die alternative Krebstherapie in ihrer Gesamtheit zu erfassen, ist es wichtig, die Energieprozesse in den einzelnen Meridianen zu verstehen. Insgesamt gibt es bei Mensch und Tier 12 Meridiane, die einander paarweise zugeordnet sind. Sie finden sich symmetrisch aufgeteilt auf beiden Hälften des Körpers. Die Meridiane durchziehen den kompletten Körper von ihrem Haustier, verbunden als eine Leitbahn, die für den Energietransport verantwortlich ist.

Stellen Sie sich Ihr Haustier mit all seinen Meridianen einmal wie einen großen Fluss vor. Die Meridiane mit ihren Akupunkturpunkten sind verbunden durch Leitbahnen, die für den Fluss der Energie verantwortlich sind. Kann diese Lebensenergie nicht mehr ungehindert fließen, treten Beschwerden auf. Es kann zu Erkrankungen kommen. Die alternative Krebstherapie in der Tierheilkunde beschäftigt sich daher unter anderem mit den Möglichkeiten, die Lebensenergie wieder durch alle Meridiane fließen zu lassen.

12 Meridiane und ihre Zuordnung

Es gibt im Körper eines jeden Menschen und auch im Körper von Ihrem Haustier 12 Meridiane, die paarweise einander zugeordnet sind. Ein Paar besteht immer aus einem Yin- und einem Yang-Organ.

Gepaart miteinander sind:

- **Niere als Yin und Blase als Yang**
- **Leber als Yin und Gallenblase als Yang**
- **Herz als Yin und Dünndarm als Yang**
- **Perikard als Yin und Dreifacherwärmer als Yang**
- **Milz als Yin und Magen als Yang**
- **Lunge als Yin und Dickdarm als Yang**

Die Aufgaben der Meridiane in der Tierheilkunde

Das Nierenmeridian

Die Wurzeln allen Lebens liegen in den Nieren, von denen Ihr Haustier ebenso zwei besitzt wie Sie selbst. Die Nieren sorgen für eine Steuerung des Überlebenswillens, der Fortpflanzung und des Selbsterhaltungstriebs. Im Nierenmeridian sind große Bestandteile des Konstitutionstypen Ihres Haustiers gespeichert. Das Potential der Energie und Lebendigkeit Ihres geliebten Haustiers ist in diesem Meridian gespeichert. Wenn sämtliche Energien aus dem Nierenmeridian aufgebraucht ist, kommt es zum Tod des Tieres. Durch seelischen Stress kann die Nierenenergie blockieren und nicht mehr fließen. Eine starke Niere ist jedoch notwendig für die Erhaltung der Energiereserven, für die Funktionalität des Hormonkreislaufs und für die Aufrechterhaltung des Lebenstriebes.

Die Niere im Überblick:

- Partnerorgan der Niere ist die Blase
- Energiequalität ist Yin
- die Flussrichtung ist von unten nach oben
- die Wandlungsphase ist Wasser
- die Jahreszeit ist Winter
- der Geschmack ist salzig
- der Zeitpunkt höchster Energie liegt zwischen 17 und 19 Uhr

Der Blasen Meridian

Zu den längsten Meridianen gehört in der Tierheilkunde der Blasenmeridian. Hier befinden sich zahlreiche Akupunkturpunkte. Die Aufgabe des Meridians liegt darin, den Urin aus der Niere entgegenzunehmen, ihn zu speichern und Schadstoffe sowie Schlacken auszuschwemmen. Die Zusammenarbeit von Niere und Blase sind wichtig, sie teilen sich einen Energiekreislauf.

Der Blasenmeridian im Überblick:

- Partnerorgan der Blase ist die Niere
- Energiequalität ist Yang
- Energiefließrichtung ist von oben nach unten
- Die Wandlungsphase ist Wasser
- die Jahreszeit ist Winter
- der Geschmack ist salzig
- der Zeitpunkt höchster Energie liegt zwischen 15 und 17 Uhr

Der Leber Meridian

Die Leber ist verantwortlich für das Schicksal Ihres Haustieres. Der Meridian der Leber hat in der Tierheilkunde die Aufgabe, die innere Balance von Geist und Körper aufrecht zu halten. Dieser Meridian zeigt Ihrem Haustier den richtigen Weg, ermöglicht Planungen und gezieltes Handeln. Der Lebermeridian ist eng mit der Gallenblase verbunden, welche einen Einfluss auf die Urteilskraft der Leber hat. Blockierte Leberleitbahnen können sich insbesondere in seelischen Schwachpunkten bei Ihrem Haustier zeigen. Zorn, Übermut, Aggression aber auch Depression und phlegmatisches Verhalten entstehen bei einer Beeinträchtigung dieses Meridians.

Der Leber Meridian im Überblick:

- Partnerorgan der Leber ist die Gallenblase
- Energiequalität ist Yin
- Energiefließrichtung ist von unten nach oben
- die Wandlungsphase ist Holz
- die Jahreszeit ist Frühling
- der Geschmack ist sauer
- der Zeitpunkt der höchsten Energie liegt zwischen 01:00 und 03:00 Uhr

Der Gallenblasen Meridian

Dieser Meridian ist der Assistent der stets Pläne schmiedenden Leber und daher unverzichtbar. Er sorgt für ein ausgewogenes Gleichgewicht von Seele und Körper. Der Gallenblasenmeridian ist ein Bauherr, der für seinen Architekten - die Leber - die Umsetzung der Pläne übernimmt. Die unfassbar starke Energie dieses Meridians zeigt sich insbesondere im Bereich von Kopf und Rumpf, jedoch auch in den Beinen Ihres Haustieres. Fließblockaden des Gallenblasen Meridians zeigen sich in Aggressionen und Reizbarkeit. Dies Holzenergien des Meridians brauchen ein Ventil der Reinigung.

Der Gallenblasen Meridian im Überblick:

- Partnerorgan ist die Leber
- Energiequalität ist Yang
- Energiefließrichtung ist von oben nach unten
- die Wandlungsphase ist Holz
- die Jahreszeit ist Frühling
- der Geschmack ist sauer
- der Zeitpunkt der höchsten Energie liegt zwischen 23 und 01:00 Uhr

Der Herz Meridian

Das Herz ist das wohl verborgenste Organ des Körpers doch es übernimmt die zentrale Kontrolle über die Verbindung der verschiedenen Meridian-Energien. In seinem Inneren befindet sich der Sitz des Bewusstseins. Der Herz-Meridian gehört zu den guten Königen, er regiert alle anderen Meridiane mit Liebe und Güte. Ein gut funktionierendes Herz hat ein fröhliches und lebensfrohes Haustier zur Folge. Ein Haustier mit aktivem Geist, fröhlich funkelnden Augen und einem warmen Wesen strahlen die Arbeit des Herz Meridians aus. Sein engster Mitspieler ist der Dünndarm, der den Herz Meridian bei der Verarbeitung schlechter Nachrichten unterstützt und ihm dabei hilft Gedanken zu ordnen. Seine Leitbahn führt in Richtung Zunge wo er die Milz bei der Erkennung der fünf Geschmacksrichtungen unterstützt. Mit der richtigen Ernährung wird der Herz Meridian Ihres Haustieres gestärkt, eine Fehlernährung kann Schwächen und Energieblockaden zur Folge haben.

Der Herz Meridian im Überblick:

- Partnerorgan ist der Dünndarm
- Energiequalität ist Yin
- Energiefließrichtung ist von oben nach unten
- die Wandlungsphase ist Feuer
- die Jahreszeit ist Sommer
- der Geschmack ist Bitter
- die Zeit der höchsten Energie liegt zwischen 11:00 und 13:00 Uhr

Der Dünndarm Meridian

Als Gegenspieler des Herz Meridians ist die Aufgabe des Dünndarm Meridians die Trennung von Rein und Unrein. Sämtliche Umwelteindrücke die auf Ihr Haustier einströmen, werden vom Dünndarm Meridian in brauchbar und unbrauchbar unterteilt. Bei der Nahrungsaufnahme nimmt der Dünndarm feste und flüssige Bestandteile auf, die ihm vom Magen abgegeben wurden. Nun ist der Dünndarm Meridian damit beschäftigt die Weitergaben zu sortieren und nur die verwertbaren Bestandteile an die Milz weiterzugeben. Alles Unverwertbare wird an die Blase weitergegeben, die sich um die Entsorgung zu kümmern hat.

Der Dünndarm Meridian im Überblick:

- Partnerorgan ist das Herz
- Energiequalität ist Yang
- Energiefließrichtung ist von unten nach oben
- die Wandlungsphase ist Feuer
- die Jahreszeit ist Sommer
- der Geschmack ist bitter
- die Zeit der höchsten Energie liegt zwischen 13:00 und 15:00 Uhr

Der Perikard Meridian

Der Perikard Meridian ist ein Teil des Herzens, dessen Aufgabe es ist Gefühle auszusenden und Freude zu übermitteln. Gleichzeitig schützt der Perikard Meridian das Herz ihres Haustieres vor emotionaler Belastung und sorgt für eine ausgeprägte Beruhigung des Geistes. Dieser Meridian ist für die Ausgeglichenheit von Ihrem Haustier verantwortlich. Er ist sehr robust, reagiert jedoch auf Hitze empfindlich. Er hat die Aufgabe Hitze zu verteilen und zu zerstreuen um das königliche Herz davor zu schützen. Der Perikard Meridian trägt den Beinamen Herz-Kreislauf-Meridian, da er die komplexe Regulierung des Regelkreises von Blutgefäßen und Herzgefäßen übernimmt. Auch die Fortpflanzungsorgane und die Verdauungsorgane werden in der Tierheilkunde von diesem Meridian versorgt.

Der Perikard Meridian im Überblick:

- Partnerorgan ist der Dreifacherwärmer
- Energiequalität ist Yin
- Energiefließrichtung ist von oben nach unten
- die Wandlungsphase ist Feuer
- die Jahreszeit ist Sommer
- der Geschmack ist Bitter
- die Zeit der höchsten Energie liegt zwischen 19:00 und 21:00 Uhr

Der Dreifacherwärmer Meridian

In der westlichen Medizin ist der Dreifacherwärmer vollkommen unbekannt, doch sowohl Sie, als auch Ihr Haustier besitzen dieses Organ. Es besteht aus drei Brennkammern, die als Quelle der inneren Lebensenergie gesehen werden können. Seine Hauptfunktion ist die Unterstützung aller im Körper befindlichen Organe. In der oberen Brennkammer wird die Energie für den Brustbereich generiert, die der Dreifacherwärmer aus der Lunge bezieht. In der mittleren Brennkammer wird die Energie für den Bauchbereich gewonnen, sie bezieht ihre Energie aus Nahrung. Die dritte Brennkammer ist für die allgemeine Erwärmung des Körpers verantwortlich und bezieht ihre Energie aus dem Nieren-Meridian. Eine harmonische Zusammenarbeit der drei Kammern des Dreifacherwärmers ist für die Abwehrkräfte Ihres Haustieres sehr entscheidend.

Der Dreifacherwärmer Meridian im Überblick:

- Partnerorgan ist das Perikard
- Energiequalität ist Yang
- Energiefließrichtung ist von unten nach oben
- die Wandlungsphase ist Feuer
- die Jahreszeit ist Sommer
- der Geschmack ist Bitter
- die Zeit der höchsten Energie liegt zwischen 21:00 und 23:00 Uhr

Der Milz Meridian

Die Milz gehört zu den Organen, denen der Mensch am wenigsten Aufmerksamkeit schenkt. Doch die Energie des Körpers wird zu einem Drittel aus der Milz bezogen. Der Milz Meridian ist für die Energieversorgung durch Nahrung verantwortlich. Hier ist nicht nur von körperlicher, sondern auch von seelischer Nahrung die Rede. In der Tierheilkunde zeigt sich immer wieder, wie stark die Auswirkungen einer falschen Ernährungsweise auf ein Haustier sein können. In der TCM ist der Milz Meridian dafür verantwortlich Nahrungsenergie in die Lunge zu transportieren, wo sie sich mit der Atemenergie verbinden kann. In der Milz ist außerdem ein Teil des Charakters gespeichert, der Milz Meridian ist der Meridian des Zentrums. Dieser Meridian zeigt an wie die erdgebundenen Bereiche von Ihrem Haustier angegangen werden - ängstlich-zögernd oder zupackend-forsch.

Der Milz Meridian im Überblick:

- Partnerorgan ist der Magen
- Energiequalität ist Yin
- Energiefließrichtung ist von unten nach oben
- die Wandlungsphase ist Erde
- die Jahreszeit ist der Spätsommer
- der Geschmack ist Süß
- die Zeit der höchsten Energie liegt zwischen 09:00 und 11:00 Uhr

Der Lunge Meridian

Der Lunge Meridian gilt in der Tierheilkunde als der Herr aller Energien und hat einen Einfluss auf den gesamten Organismus. Dieser Meridian nimmt, wandelt und gibt das Qi, welches er aus der Umgebung empfängt. Der Lungen Meridian ist außerdem der Helfer bei der Kommunikation ihres Haustieres und hilft diesem dabei, sich dem Menschen gegenüber und anderen Tieren zu öffnen. Droht Gefahr, ist der Lungen Meridian in der Lage einen Schutzmechanismus aufzubauen, der Einflüsse von Außen abwehrt. Funktioniert dieser Meridian ist er in der Lage Ihrem Haustier zu helfen, gute von schlechten Bekanntschaften zu unterscheiden. Das zentrale Organ des Lungen Meridians ist die Haut, wodurch Ihr Haustier mit der Außenwelt verbunden ist. Blockaden des Lunge Meridians äußern sich in seelischen Störungen.

Der Lunge Meridian im Überblick:

- Partnerorgan ist der Dickdarm
- Energiequalität ist Yin
- Energiefließrichtung ist von oben nach unten
- die Wandlungsphase ist Metall
- die Jahreszeit ist Herbst
- der Geschmack ist Scharf
- der Zeitpunkt höchster Energie liegt zwischen 03:00 und 05:00 Uhr

Der Dickdarm Meridian

Sich von Altem trennen und es abgeben - so sieht die Aufgabe des Dickdarm Meridian aus. Veränderung und Wandlung, Schaffung neuer Voraussetzung und Gewinnung neuer Energien ist nur möglich, wenn Verbrauchtes den Weg des Natürlichen gegangen ist. Wird Verbrauchtes hingegen gehalten, werden die Energien geblockt und die Umgebung vergiftet. Der Dickdarm Meridian ist äußerst empfindlich und kann durch seelischen Kummer oder falsche Ernährung schnell das Gleichgewicht verlieren. Die alternative Krebstherapie betrachtet bei Krebs in diesem Meridian jedoch nicht nur den Dickdarm Meridian, sondern auch die Verwandten. Hierzu gehören Lungen, Milz, Magen und Nieren Meridian. Diese indirekte Behandlung ist in der Tierheilkunde oft effektiver, da der Dickdarm Meridian mit zahlreichen weiteren Meridianen in direkter Verbindung steht.

Der Dickdarm Meridian im Überblick:

- Partnerorgan ist die Lunge
- Energiequalität ist Yang
- Energiefließrichtung ist von unten nach oben
- die Wandlungsphase ist Metall
- die Jahreszeit ist Herbst
- der Geschmack ist Scharf
- der Zeitpunkt der höchsten Energie liegt zwischen 05:00 und 07:00 Uhr

Neben der bekannten 12 Meridiane gibt es acht weitere Extra-Energie-Bahnen, die keine Verbindung zu den eigentlichen Organen haben. Sie dienen in der Tierheilkunde dem Ausgleich der anderen 12 Hauptmeridiane. Sie unterstützen die Hauptmeridiane bei ihrer Arbeit und regulieren. Stellen Sie sich den Sondermeridian als eine Art See vor, der kurzfristig einspringt, um den Hauptmeridian zu unterstützen.

Besteht in den Hauptmeridianen ein Qi-Mangel, wird dieser durch die Sondermeridiane ausgeglichen. Auch auf den Sondermeridianen befinden sich zahlreiche Akupunkturpunkte, die eine alternative Krebstherapie unterstützen können.

Die Wandlungsphasen und Funktionskreise in der Traditionellen Chinesischen Medizin

Jeder Meridian gehört zu einer Wandlungsphase, die in der TCM eine große Rolle spielen. Die fünf Wandlungsphasen sind:

- Feuer
- Erde
- Metall
- Wasser
- Holz

Doch jedes einzelne dieser Elemente hat weitere zugeordnete Eigenschaften, außerdem liegen die verschiedenen Meridiane in ihnen. Die fünf Elemente unterstützen einander, sie kontrollieren sich gegenseitig, ergänzen sich und gleichen sich aus. Der Heilansatz der Elemente aus der TCM wurde bereits vor über 5000 Jahren entdeckt und auch in der Tierheilkunde spielen die Wandlungsphasen eine große Rolle.

Die Meridiane der Wandlungsphase Feuer

- Herz
- Dünndarm
- Perikard
- Dreifacherwärmer

Die Aufgaben der Meridiane in der Wandlungsphase Feuer bestehen aus einem harmonischen Umgang mit der Umwelt und der Schaffung eines Zwischenspiels aus Distanz und Nähe. Feuertypen sind enthusiastisch, warmherzig und sensibel. Ungleichgewichte in der Wandlungsphase Feuer führt zu einer fehlenden Bewusstseins-verankerung. Es kommt zu überdrehtem Verhalten, Euphorie und schlussendlich zu depressivem Verhalten.

Die Meridiane der Wandlungsphase Erde

- Milz
- Magen

Die Aufgaben der Meridiane in der Wandlungsphase Erde sorgen für Gelassenheit und schaffen Vertrauen. Ihr Haustier fühlt sich bei intakten Meridianen in dieser Wandlungsphase bei Ihnen sicher und geborgen. Kommt es zu einem Ungleichgewicht hat dies Misstrauen zur Folge. Das ganze Außenbild wird träge, phlegmatisch und der Fokus Ihres geliebten Tieres scheint nur noch auf der Nahrungsaufnahme zu liegen.

Die Meridiane der Wandlungsphase Metall

- Dickdarm
- Lunge

Die Aufgaben der Meridiane in der Wandlungsphase Metall sind eine Bildung klarer Leitlinien und Strukturen für das ganze Leben. Diese Energiepunkte sorgen für eine Grenzbildung und prägen die Anpassungsfähigkeit. Ungleichgewichte im Metallbereich sorgen für stures und oft feindseliges Auftreten und schlussendlich zu einem Rückzug des betroffenen Tiers.

Die Meridiane der Wandlungsphase Wasser

- Blase
- Niere

Die Aufgaben der Meridiane in der Wandlungsphase Wasser sind die Aufrechterhaltung von Urelementen wie Angst und Urvertrauen. Im Element Wasser ist es erlaubt Ängste zuzulassen und diese auch wieder zu überwinden. Funktionierende Meridiane in dieser Wandlungsphase sorgen für eine angepasste Gefühlsreaktion, Fluchttendenzen im richtigen Moment, sowie Entspannung. Störungen im Bereich der Wasser Meridiane führen zu einem allgemeinen Rückzug, Erschöpfung und Schlafstörungen.

Die Meridiane der Wandlungsphase Holz

- Gallenblase
- Leber

Die Aufgaben der Meridiane in der Wandlungsphase Holz bestehen aus dem Umgang mit Widerstand und der Entwicklung eines gütigen Gemüts. Diese Wandlungsphase gibt Ihrem Haustier Energie, Tatendrang und Neugier. Holztypen haben die Stärke zu Planen und in stressigen Situationen ruhig zu bleiben. Sind die Meridiane der Wandlungsphase Holz beeinträchtigt, kommt es zu mutlosem Verhalten, Kopf- und Gliederschmerzen, Energielosigkeit, Augenbeschwerden.

Die Wirkungsweise der Akupunktur

"Akupunktur kann doch gar nicht wirken". Diese Aussage hören Alternativmediziner sehr häufig, denn die Wirkungsweise der Akupunktur überschreitet das Verständnis vieler Menschen. Allerdings gibt es ähnliche Lebensbereiche, wie die Atomphysik, die ebenfalls kaum greifbar und für den menschlichen Verstand fassbar sind und dennoch existieren.

Zahlreiche Studien haben mittlerweile die Wirksamkeit der chinesischen Akupunktur belegt. Die Akupunktur gehört zur TCM und beruht daher auf völlig anderen Lehren als die westliche Medizin. Die Denkweise dieser beiden Medizinweisen sind verschieden und doch ist das Ziel ein ähnliches. Im Fokus steht sowohl bei der Traditionellen Chinesischen Medizin als auch bei der westlichen Medizin die Heilung. Doch der schulmedizinische Ansatz des Westens ist ein anderer als der chinesische.

Der größte Unterschied zwischen westlicher und östlicher Medizin sind nicht etwa die Krankheiten, denn diese sind bei beiden Methoden identisch. Der Unterschied liegt in den Gesichtspunkten der Betrachtung. Die chinesische Medizin schaut weiter, sieht insbesondere auch in der Tierheilkunde, aber auch in der Humanmedizin das Ganze, den individuellen Patienten.

In der westlichen Medizin wird nach Krankheitsbild behandelt. Hat ein Haustier einen Tumor, wird dieser je nach Lokalisation herausgeschnitten, bestrahlt oder mit Chemotherapie behandelt. Die chinesische Medizin dringt tiefer ins Innere des Patienten vor. Warum ist der Tumor dort, welche Blockaden bestehen vor, welche individuellen Behandlungspunkte braucht der Patient.

Im Idealfall müssen Sie sich nicht zwischen östlicher und westlicher Medizin unterscheiden, sondern bringen beides in Einklang. Es gibt mehrere Stufen der östlichen Medizin, die als alternative Krebstherapie zur Verfügung stehen.

Die symptomatische Therapie als erste Stufe

Insbesondere in der westlichen Welt hat die symptomatische Therapie einen hohen Stellenwert. Es liegt ein Symptom vor, welches behandelt wird. Ein gutes Beispiel ist Kopfschmerz. Wie oft haben Sie bereits eine Kopfschmerztablette eingenommen, weil Sie aufgrund des Wetters, der Arbeit oder anderer Gründe Kopfschmerzen hatten? Eine symptomatische Behandlung ist in vielen Fällen wichtig und gerechtfertigt. Insbesondere auf nicht heilbare Leiden trifft dies zu. Ein Diabetiker wird die lebenslange Zufuhr seiner antidiabetischen Therapie benötigen, um seine Lebenszeit nicht zu verkürzen.

Als Heilung lässt sich die Behandlung mit Medikamenten jedoch nicht bezeichnen. Heilung bedeutet, dass ein Medikament kurzfristig, bis zum völligen Verschwinden einer Erkrankung eingenommen wird. Auch andere Heilmethoden, wie die Entfernung eines Tumors mittels Operation, gelten als echte Heilung. Die Regulationsmechanismen des Körpers eines Tieres ist in vielen Fällen dazu in der Lage, sämtliche Körperfunktionen über 10 oder gar 20 Jahre aufrecht zu erhalten ohne Behandlung. In anderen Fällen jedoch kommt es zur Entwicklung von Krankheiten wie Krebs. Die alternative Krebstherapie versucht dieses Warum zu ergründen und nicht nur das Symptom - den Tumor - sondern die Ursachen zu verstehen und zu heilen.

Die normale Regulation als zweite Stufe

Viele Krankheiten im Leben Ihres Tieres oder auch Ihres eigenen Lebens sind nur kurzandauernd und lassen sich mit der Einnahme diverser Medikamente regulieren. Doch diese Medikamente sind nicht immer notwendig. Schon wenige Sitzungen mit Akupunktur, oftmals eine einzige Sitzung sind in der Lage eine dauerhafte Heilung zu erzielen. Doch was ist mit chronischen Erkrankungen, solchen Erkrankungen, die nicht nach wenigen Wochen aus therapiert sind? In diesen Fällen ist es nicht nur erforderlich die Symptome zu lindern, sondern das körpereigene Gleichgewicht wieder ins Lot zu bringen. Durch eine kurmäßig angewandte Akupunktur ist es möglich, aus dem Gleichgewicht geratene Körperfunktionen wieder zu regulieren und die dauerhafte Einnahme von Medikamenten in vielen Fällen zu minimieren oder gar zu verhindern. Das Ziel der Akupunktur in der Tierheilkunde ist es, die dauerhafte Gabe von Medikamenten nach Möglichkeit zu verhindern und eine körpereigene Regulation wieder in Gang zu bringen.

Die Vorbeugung als dritte Stufe der Akupunktur

In der TCM spielt die Vorbeugung anstelle der Heilung eine große Rolle. Bei einer Tumorerkrankung ist dies zwar nicht mehr möglich, jedoch kann, gezielt angewandt, einem Rezidiv mittels Akupunktur oft vorgebeugt werden. Es ist ähnlich wie bei einer starken Migräne. Die westliche Medizin setzt mit starken und wirksamen Medikamenten darauf, den Anfall schnell zu beenden und die Schmerzen zu lindern. Die Akupunktur hingegen setzt darauf den Anfall zu verhindern und somit den Verzicht auf starke Medikamente herbeizuführen. Auch in der Tierheilkunde und insbesondere wenn es der Vorbeugung von Krebs bzw. Rezidiven nach durchlittener Tumorerkrankung geht, ist die Akupunktur ein wichtiger Bestandteil der modernen ganzheitlichen Behandlung.

Wie funktioniert Akupunktur in der Tierheilkunde?

Die Akupunktur gehört zu den Jahrtausenden alten energetischen Heilverfahren der traditionellen chinesischen Medizin. Wenn Ihr geliebtes Haustier eine Krebserkrankung durchlitten hat, möglicherweise bereits schulmedizinisch aus therapiert ist, kann die TCM unterstützend und heilend in den Kreislauf eingreifen. Längst haben Studien in der Tierheilkunde bewiesen, dass das Haustier ebenso gut auf Akupunktur anspringt wie der menschliche Körper. Wichtig ist hierbei, dass Sie einen erfahrenen Behandler an Ihrer Seite haben, der die Komplexität der traditionellen chinesischen Medizin versteht und damit die bestmögliche Therapie für Ihr Haustier finden kann.

Im Rahmen der Akupunktur werden die Selbstheilungsmechanismen des Körpers von Ihrem Haustier aktiviert. Um diesen Effekt zu erreichen, werden zuvor sorgfältig ausgewählte Akupunkturpunkte mit Hilfe von hauchfeinen Nadeln stimuliert. Der körpereigene Energiefluss wird entlang der Meridiane beeinflusst, mit einer nachhaltigen Wirkung auf den gesamten Körper Ihres Haustiers.

Die Akupunktur hat zum Ziel leere Energiebahnen mit neuer Energie zu versorgen und überfüllte Bahnen zu entlasten. Gleichzeitig werden Blockaden im Energiefluss beseitigt und stagnierende Flüsse wieder in Bewegung gebracht. Durch die gezielte Stimulation bestimmter Akupunkturpunkte wird das gestörte Verhältnis von Yin und Yang wieder in Einklang gebracht, der Körper gewinnt seine Selbstheilungskräfte zurück und kann mit Belastungen besser umgehen.

Als alternative Krebstherapie ist die Akupunktur in der Tierheilkunde einerseits zur Aktivierung der Energien, andererseits aber auch zur Linderung von Schmerzen und Nebenwirkungen im Einsatz.

Der Lerneffekt des Körpers als alternative Krebstherapie

Bei der Akupunktur nutzt der Behandler den Lerneffekt des Körpers. Durch die Setzung der Nadel an einen ganz bestimmten Akupunkturpunkt zeigen wir dem Körper von Ihrem Haustier den Weg zur Heilung. Die Nadel wird exakt an dem Punkt platziert, der die Heilung und Linderung von Beschwerden ermöglicht. Der Körper merkt sich diesen Punkt und wenn ähnliche Probleme erneut auftreten (Rezidive von Tumoren, Tumorschmerzen, Nebenwirkungen) nutzt der Körper sein Erinnerungsvermögen und ist in der Lage die Selbstheilungskräfte zu aktivieren und im Sinne des Körpers zu arbeiten. Die alternative Krebstherapie mittels Akupunktur wird für einen festbestimmten Zeitraum durchgeführt. Die feinsten Nadeln werden erst dann eingeführt, wenn der Behandler die Akupunkturpunkte genau bestimmt hat. Ein qualifizierter Behandler ist wichtig, damit keine umliegenden Nerven, Blutgefäße, Organe oder Gelenke verletzt werden. Selbst wenn Sie bislang keine Erfahrungen im Bereich der Akupunktur gesammelt haben und keine umfangreichen Kenntnisse im Bereich der Chinesischen Heilkunde besitzen, kann die alternative Krebstherapie für Sie in Frage kommen. Der Wunsch, dass es Ihrem Haustier bessergeht, ist völlig ausreichend, um mich zu konsultieren und die Möglichkeiten für eine Behandlung abzuwägen.

Tierkommunikation als Unterstützung für Ihr Haustier

In der Humanmedizin ist es beinahe Standard, dass von Krebs betroffene Patienten einen Psychoonkologen zu Rate ziehen und sich seelischen Beistand suchen. Der Krebs ist nicht einfach nur eine körperliche Erkrankung, auch die seelische Belastung ist hoch. Dies ist auch in der Tierheilkunde der Fall, denn für Ihr Haustier ist seine Diagnose nicht nur körperlich, sondern auch seelisch belastend. Plötzlich verändert sich für Ihr Haustier einfach alles. Komplizierte Behandlungen, Chemotherapien, Operationen und schwindende Energien sind für einen Menschen schon schwer zu begreifen, für ein Haustier jedoch noch mehr.

Für Sie eine verzweifelte Situation, denn Sie möchten Ihrem Schatz natürlich helfen, ihm beistehen und ihm all die Liebe geben, die das Seelenheil fördert. Diese Möglichkeit besteht tatsächlich, denn Tierkommunikation ist kein esoterischer Unsinn, sondern eine wahrhaftige Möglichkeit, mit Ihrem Haustier in Kontakt zu treten und ihm seelischen Beistand zu leisten.

Die alternative Krebstherapie mit Misteltherapien, TCM und schließlich auch Tierkommunikation sorgt bei Ihrem Haustier für eine umfassende Versorgung. Um körperlich gesund zu werden, muss Ihr geliebtes Tier auch seelischen Beistand erfahren dürfen. Nicht nur ich, als Ihr Behandler kann den Kontakt zu Ihrem Haustier aufnehmen, auch Sie selbst haben diese Möglichkeit. Tierkommunikation ist erlernbar und Sie haben damit die großartige Möglichkeit, Ihrem Tier die nötige Kraft zu geben, um die Behandlung zu überstehen.

Über die Tierkommunikation

Die alternative Krebstherapie mit alternativen Ansätzen basiert auf mehreren Standbeinen. Die Tierkommunikation ist eine davon, doch häufig wird dieser Möglichkeit mit Skepsis gegenüber getreten. Damit Sie selbst die Chance erhalten mit Ihrem Haustier zu kommunizieren, müssen Sie zunächst den Ablauf einer solchen Tierkommunikation begreifen, es logisch für sich erklären können. Wir Menschen sind darauf ausgelegt, dass wir Dinge erst dann mit dem Herzen tun, wenn wir Ihre Funktionalität begriffen haben.

Im Rahmen der Tierkommunikation wird eine telepathische Verbindung zwischen dem Kommunikator und Ihrem Haustier hergestellt. Stellen Sie sich das ganze wie eine Telefonleitung vor, die für ein intensives Gespräch bereitgestellt wird. Es handelt sich bei solch einer telepathischen Verbindung nicht um ein Hexenwerk oder ein Mysterium, sondern um eine natürliche Gabe, die jedem Menschen angeboren ist. In vielen Fällen liegt diese Gabe brach, sie kann jedoch immer wieder erlernt werden.

Sie erleben in Ihrem Alltag immer wieder Situationen, die die Grundfunktionen Ihrer telepathischen Gaben zeigen. Stellen Sie sich vor, Sie denken an einen besonders lieben Menschen und kurz darauf ruft er Sie an. Sind Ihnen solche Dinge schon häufiger passiert? Dies zeigt bereits den Ansatz der natürlichen menschlichen Gabe der Telepathie. Diese Grundfunktionen können Sie aufbauen und die Möglichkeit schaffen, mit Ihrem Haustier zu kommunizieren. Vielleicht klappt es nicht auf Anhieb, doch auch Sie können es lernen, mit Ihrem Haustier zu sprechen. Bevor Sie jedoch bereit sind diesen Weg zu beschreiten und zu erlernen, müssen Sie sich verinnerlichen, dass ein Tier weit mehr ist, als von vielen Menschen bislang angenommen. Es ist ein fühlendes Lebewesen mit einem wachen Geist, mit Verständnis, Bedürfnissen, Liebe und Dankbarkeit.

Die Voraussetzung zur Schaffung einer guten Verbindung zwischen Kommunikator und Tier ist Vertrauen und die Liebe zu Tieren im Allgemeinen. Besteht ein Mangel an Wertschätzung des tierischen Gegenübers, kann wahrscheinlich keine Verbindung erlangt werden. Berechnung ist für die Tierkommunikation ungeeignet. Es ist nicht möglich einem Haustier durch Tierkommunikation mehr Leistung abzuverlangen.

Während der Tierkommunikation, ob von mir oder von Ihnen selbst durchgeführt, ist Wärme, Vertrauen und Nähe besonders wichtig. Erfahrene Tierkommunikatoren befolgen einen Ethikcode, der eine umfassende Schweigepflicht beinhaltet und für Sie und Ihr Haustier maximale Vertraulichkeit beschaffen soll.
Um mit Ihrem Haustier zu kommunizieren, muss dieses nicht physisch anwesend sein. Der Tierkommunikator kann den Kontakt über bereitgestelltes Wissen aufnehmen. Der Name, die Rasse, das Alter des Tieres, ein Foto können dabei helfen, den Kontakt möglichst intensiv zu ermöglichen. Für Ihr Haustier ist es nur wichtig, dass es während einer Kommunikation seine Ruhe hat und sich seinerseits auf das Gespräch konzentrieren kann.

Mit Achtsamkeit die Bedürfnisse Ihres Haustiers kennenlernen

Tierkommunikation bezeichnet eine telepathische Verbindung zwischen Mensch und Tier. Diese Fähigkeit der Kommunikation ist kein "Hokus Pokus", sondern eine Fähigkeit des neuralen Nervensystems. Alle unsere Empfindungen und die Empfindungen von anderen sind Ausdruck zahlreicher Nerven des Hirnbereich, den Spiegelneuronen. Je höher die Anzahl der Spiegelneuronen, umso größer die Fähigkeit der telepathischen Wahrnehmung.

Ihr Haustier kann seine Wünsche und Bedürfnisse nicht in Worte fassen, doch es kann dennoch mit Ihnen kommunizieren. Botschaften können ohne Worte ausgetauscht werden und Haustiere können uns Menschen sehr klar zu verstehen geben, welche Wünsche und Bedürfnisse sie haben. Ihr Haustier weiß, dass es sich Ihnen nonverbal mitteilen kann. Denken Sie nur daran, wie oft Ihr geliebtes Tier um Futter bittet oder wie der Schwanz des Hundes freudig wedelt, wenn der menschliche Begleiter nach Hause kommt. All dies ist eine Form der nonverbalen Kommunikation und Ihr Haustier weiß, dass Sie es verstehen können.

Sie können daran mühelos erkennen, dass sich in den Gedanken Ihres Haustiers komplexe Gedankenmuster abspielen, ähnlich wie in unseren menschlichen Gedanken.

Kommunikation verstehen lernen

Menschen untereinander kommunizieren andauernd, oft sogar ohne Worte zu verwenden. Die Körperhaltung, Gestiken, die Mimik, all das ist ein Ausdruck der Kommunikation. Die nonverbale Kommunikation ist oft die ehrlichere Form des Austauschs. Wenn Sie einen Kollegen nach seinem Befinden fragen und er antwortet mit "gut", kann die Körperhaltung das Gegenteil verraten.

Dies trifft auch auf unsere geliebten Tiere zu. Frustrierte Hunde, die sich nicht mehr in einen Zwinger einsperren lassen möchten, wenden sich von ihren Besitzern ab, werden ungeduldig, beginnen vielleicht sogar zu beißen.

Um die Tierkommunikation zu verstehen, müssen wir bereit sein, auf verbale Sprache zu verzichten. Die eigentliche Sprache, die uns das wahre Verständnis bringt, ist die gedachte, lautlose und gefühlte Sprache und auf dieser Basis funktioniert die Tierkommunikation. Gefühle, Bilder und Gedanken an die Gehirnzellen anderer Lebewesen zu transportieren ist Telepathie. Viele moderne Menschen haben diese Fähigkeit verlernt, sie nutzen die verbale Kommunikation als einziges Mittel des Austauschs. Doch die Fähigkeit der Telepathie existiert weiterhin, sie kann aufgefrischt und gelernt werden.

Ihr Haustier hat für sein Verhalten konkrete Gründe und wenn Sie in der Lage sind dies anzuerkennen, kann sich das Verständnis und die Harmonie zwischen Ihrem Haustier und Ihnen noch weiter intensivieren. Sie können Ihrem Haustier den Mut zusprechen, den es für die oft erschreckend wirkende Phase der Krankheitsheilung braucht. Und Sie können Ihrem Tier zuhören, wenn es Ihnen seine Bedürfnisse mitteilt. Für die alternative Krebstherapie ist es von hoher Bedeutung zu verstehen, welche Ansprüche, Wünsche und welche Ängste Ihr Haustier hat. Wenn wir in der Lage sind Tiere auch als fühlende Wesen zu betrachten, können wir über Kommunikation einen großen Teil von Ängsten und Unsicherheiten abbauen.

Dem Haustier Halt und Wärme geben in der schweren Situation

Eine Krebserkrankung verändert das ganze Leben. Plötzlich ist sie da, die Diagnose und sorgt für eine Veränderung aller bislang gekannten Lebensumstände. Neben bangen Fragen nach der Zukunft sind vor allem die Fragen da, die sich um das Wohlbefinden drehen.

Als Mensch können Sie Ihre Wünsche, Bedürfnisse, Schmerzen und Symptome Ihrem Arzt mitteilen. Doch welche Möglichkeiten hat Ihr Haustier? Woran merken Sie, ob Ihr Haustier sich wohl fühlt oder ob es leidet, Schmerzen erfahren muss, den Lebensmut verliert?

Nicht nur eine alternative Krebstherapie kann eine deutliche Verbesserung des Zustands Ihres Haustiers mitbringen, auch Sie können einen großen Anteil an seinem Wohlbefinden beitragen. Auf Ihren geliebten Schatz kommen neue Wege zu. Behandlungen, Therapien, Nebenwirkungen, Schmerzen. Doch Sie sind nicht ohnmächtig und hilflos, Sie können Ihr Haustier maßgeblich bei der Behandlung unterstützen, ihm Kraft und neuen Mut geben.

Wenn ein Mensch erkrankt braucht er neben der schulmedizinischen Therapie noch vieles mehr. Nicht umsonst nimmt die alternative Krebstherapie eine immer größere Rolle ein. Doch darüber hinaus ist das auch Seelenwohl entscheidend für die Genesung. Ein Mensch der sich einsam und alleine fühlt, dessen Lebensmut verloren gegangen ist, hat ein deutlich größeres Risiko der Krebserkrankung zu erliegen als ein Mensch, dessen Lebensgeister wach sind, der sich wohl und geborgen fühlt und dessen Energien nicht verloschen sind.
Bei Ihrem Haustier ist das ähnlich. Zunächst einmal sorgen die zahlreichen Besuche beim Tierarzt, mögliche Nebenwirkungen und Schmerzen für Angst. Sie beobachten vielleicht, dass sich Ihr Haustier zurückzieht, weniger frisst, schlecht schläft. Vielleicht gehört Ihr Haustier aber auch zu jenen, die Ihre Nähe in der schweren Zeit besonders intensiv suchen. Dies ist eine Form der nonverbalen Kommunikation, Ihr Tier möchte Ihnen zeigen, dass es Sie braucht.

Doch auch ein Haustier was den Rückzug sucht, braucht Ihre Wärme, Ihre Nähe und Ihren Halt. Ob Berührungen, verbale wie nonverbale Kommunikation oder einfach gemeinsame Zeit, die Sie gemeinsam verbringen - mit Ihrem Halt schafft es Ihr Haustier deutlich besser durch die Krise. Scheuen Sie sich nicht auf Ihr Tier zuzugehen, hören Sie in seine Seele, fühlen Sie sich in Ihren tierischen Begleiter hinein und Sie werden von selbst spüren, was Ihr Tier gerade braucht. Gern unterstütze ich Sie auch bei diesem Prozess.

Die wichtigsten Empfehlungen für Sie und Ihr Haustier

Wenn Ihr Haustier die Diagnose Krebs erhalten hat, sitzt der Schock erst einmal tief. Es schmerzt zu wissen, dass der tierische Freund an einer solch schweren Erkrankung leidet und die Fragen danach, wie es nun weitergeht, raubt Ihnen und Ihrer Familie den Schlaf. Auch wenn es schwer fällt, müssen Sie versuchen einen kühlen Kopf zu bewahren. Eine alternative Krebstherapie kann in vielen Situationen sehr hilfreich sein. In der alternativen Heilkunde geht es nicht darum die Schulmedizin außer Acht zu lassen, häufig funktionieren solche Therapien nebeneinander. Die eine Therapie ist in der Lage Folgen anderer Behandlungen zu mindern und die Genesung Ihres Haustieres voranzutreiben. Die klassische Tierheilkunde empfiehlt bei einer Krebsdiagnose meist eine Operation oder/und eine Chemotherapie. Diese Behandlungsmethoden sind bei frühen Diagnosen in der Lage den Krebs zu heilen, oftmals aber auch nur in der Lage das Leben zu verlängern. Doch keine dieser Behandlungen geht ohne Folgen für Ihr Haustier mit einher. Nebenwirkungen wie Übelkeit, Erbrechen, Durchfall und zahlreiche Symptome stellen sich als Begleitung ein.

Dann wieder gibt es Krebserkrankungen, bei denen eine vollständige Heilung nicht möglich ist. Hierzu gehören in vielen Fällen Hirntumore, Herztumore und auch Leukämien. Doch selbst wenn eine solch schwere Diagnose beeinträchtigend ist, bedeutet dies nicht, dass die Situation hoffnungslos geworden ist. Eine alternative Krebstherapie richtet sich individuell an die Bedürfnisse Ihres Tieres und bietet daher oft Hoffnung, wo die Schulmedizin bereits aus therapiert hat.

Keine Therapiemethode außer Acht lassen

Alternative Krebstherapie bedeutet nicht, dass Sie der Schulmedizin keine Aufmerksamkeit mehr schenken sollen. Ganz häufig gilt es einfach eine Lücke zu schließen zwischen westlicher Medizin und alternativen Methoden, die von der Schulmedizin nicht immer akzeptiert werden.

Wenn Sie sich beispielsweise für eine Chemotherapie entschieden haben, kann dies für Ihr Tier eine lebensverlängernde, gar heilende Maßnahme sein. Durch die alternative Krebstherapie können wir gemeinsam eine sehr hohe Lebensqualität erreichen, da sich zahlreiche Behandlungsansätze auf die Linderung von Nebenwirkungen fokussieren.

Vielleicht möchten Sie als Besitzer aber auch auf eine belastende Chemotherapie verzichten, da die Erfolgschancen zu gering sind. Immer häufiger kommen Tierbesitzer auf der Suche nach Alternativen zum klassischen Behandlungsverfahren auf mich zu.

Hier gibt es nicht das ein Schema, was bei jedem Haustier die gleiche Wirkung zeigt. Alternative Krebstherapie bedeutet immer auch den Patienten - Ihr Haustier - in seiner Gänze zu sehen und alle Schritte sorgsam aufeinander abzustimmen. Ziel ist immer das bestmögliche Ergebnis zu erzielen und Ihrem Haustier gleichzeitig ein Leben mit hoher Lebensqualität zu ermöglichen.

Die alternative Krebstherapie als ergänzende oder alleinige Maßnahme

Irgendwann einmal ist in der Leitlinie der Schulmedizin jeder Patient aus therapiert. Im besten Fall ist das der Zeitpunkt wenn der Tumor operativ entfernt wurde oder die Chemotherapie ein vollständiges Verschwinden des Tumorgewebes erzielt hat. Vielleicht gehört Ihr Haustier aber auch zu den Patienten, die nicht mehr operabel sind. Möglicherweise hat die Chemotherapie zwar geholfen, aber keine vollständige Heilung erzielt. Die Tierheilkunde ist hier noch nicht am Ende, finden Sie mit mir gemeinsam heraus, ob eine alternative Krebstherapie für Ihr Haustier in Frage kommt. Wir haben zahlreiche Möglichkeiten, womit wir insbesondere die Lebensqualität Ihres Haustiers in den Fokus stellen können. Selbst wenn die Operation erfolgreich oder die Chemotherapie gewinnbringend war, wird Ihr Haustier mit hoher Wahrscheinlichkeit noch an den Folgen der körperlich belastenden Behandlung leiden.

Die alternative Krebstherapie ist auch dann noch hilfreich, wenn die Schulmedizin bereits aus therapiert ist und auch dann, wenn der Krebs bereits als bekämpft gilt. Nehmen Sie als Beispiel die Akupunktur oder andere Bereiche der Traditionellen Chinesischen Medizin. Mit Hilfe dieser Behandlungsrichtungen haben Sie die Chance die natürliche Genesungskraft des Körpers von Ihrem Haustier wieder zu aktivieren. Helfen Sie dem Körper Ihres Tieres dabei sich selbst zu helfen.

Sie sind hier, da Sie für Ihren Schatz das allerbeste möchten und das ist auch mein Wunsch. Ich möchte weiter schauen, als nur auf die vorgeschriebenen Leitlinien. Auch wenn Ihr Tier bereits aus therapiert ist möchte ich gemeinsam mit Ihnen beurteilen, welche Wege uns noch offenstehen. Ich kann Ihnen nicht versprechen, dass jede alternative Krebstherapie zur Heilung führt. Auch die Traditionelle Chinesische Medizin oder die Misteltherapie hat ihre Grenzen. Doch selbst wenn eine vollständige Heilung im Fall Ihres Tiers nicht mehr möglich ist, können wir gemeinsam die Lebensqualität erhöhen und möglicherweise einem Krebsrezidiv vorbeugen.

Die richtige Kombinationstherapie für Ihr Haustier finden

Eine alternative Krebstherapie basiert auf mehreren Säulen. Eine individuelle Planung ganz auf die Bedürfnisse Ihres Haustiers abgestimmt, ist der wichtigste Schritt zum Erfolg. Auch wenn bereits einzelne Komponenten, wie die Misteltherapie, mit hoher Wirksamkeit überzeugen können, kann Erfolg durch eine Kombination verschiedener Therapieschritte gesteigert werden.

Am Anfang steht die Ausleitung vorhandener Körpergifte mit Schwefel, denn nur so kann der Körper optimal auf die kommende alternative Krebstherapie vorbereitet werden. Angepasst an die Bedürfnisse Ihres Tiers und an die vorliegende Krebsart empfehle ich im zweiten Schritt die Therapie mit einem Mistelpräparat, welches optimal zu Ihrem Haustier passt.

Parallel hierzu ist eine Bestimmung des Konstitutionstyps Ihres Haustiers wichtig, um weitere ergänzende Heilmethoden in Form von Homöopathie und Akupunktur zur Steigerung der Abwehrkräfte durchzuführen. Nur wenn wir den Konstitutionstyp Ihres Tiers kennen ist es uns möglich, das passende Similie – das heilende Mittel zu finden und das bestmögliche Ergebnis für Ihr geliebtes Tier zu erzielen.

Die zahlreichen Therapien, die Ihr Haustier bereits durchlebt hat und noch durchlebt, haben Ihre Spuren hinterlassen. Im Sinne der ganzheitlichen Medizin geht es nicht nur darum den Tumor zu bekämpfen, sondern auch die Abwehrkräfte und das Wohlbefinden Ihres Tieres zu stärken. Mit Hilfe gezielt gesetzter Akupunkturbehandlungen ist es möglich, dass wir die Immunabwehr Ihres Tieres anregen und seinem Körper helfen, sich selbst zu helfen. Eine ergänzende Therapie mit einem immunsteigernden Medikament erhöht die Wirksamkeit der Akupunktur.

Um das seelische Wohl nicht außer Acht zu lassen, nehmen wir im Rahmen der alternativen Krebstherapie auch die seelische Gesundheit Ihres Haustiers in den Fokus. Ich helfe Ihnen dabei mit Ihrem Tier zu kommunizieren und es psychisch zu stabilisieren. Ein Haustier, was sich rundum wohl fühlt, kann deutlich besser mit den vielfältigen Therapien umgehen als ein Tier, welches von Angst und Verzweiflung getrieben ist. Mit einer perfekt auf Ihr geliebtes Haustier zugeschnittenen Therapie ist es möglich zu helfen und für neue Kraft zu sorgen. Wirksamkeit zeigt sich oft erst durch eine gezielte Kombination verschiedener Therapiebereiche und genau diese Struktur möchte ich mit Ihnen erarbeiten.

Sprechen Sie mich an und wir beraten gemeinsam, welche alternative Krebstherapie für Ihr Haustier in Frage kommt.

Über mich

Janine Lachmann
geboren am 09.11.1978 in Herford

Medizinische Fachangestellte
Tierhomöophatin
TCM - Therapeutin für Tiere
Tierkommunikatorin